最高のパフォーマンスを
生み出すための**食事法**と**習慣**

超一流の腸活術

医学博士（江田クリニック院長）
江田証

KADOKAWA

はじめに

マジシャンが右手を見せるとき、手品のタネは左手にある……。

できる人間は左手に隠された秘密を見抜いている。
あなたは常識によって「裏をかかれて」いないだろうか。
例えば、誰もが、できる人間になるためには、脳を鍛えればいいと思っている。
でも、それだけでは「その他大勢」から抜きん出て、頭角を現すことはできない。

なぜなら、それは誰もがすでにやっていることだから。
そして、手強いライバルとの差を生み出しているのは、実は「腸」だからだ。

広い知識と体力、緊張を強いられる医師として長いこと働いてきた私は、「できる医師たち」をたくさん見てきた。

朝の教授回診に始まり、昼食も食べられないほど長く続く外来診療。長時間に及ぶオペ、その後深夜まで続く実験、研究、そして論文の執筆。

彼らは複雑なミッションを着実にこなしていく。


彼らを観察する中で、気づいたことがある。

「できる医師は腸が強い」ということだ。

彼らは、なかなか診断がつかない稀な病気も、明晰なひらめきとともに迅速に見つけることができる。


その秘密は『ガットフィーリング』にある。

これは欧米に古くから伝わる言葉で、ガット（Gut）とは、「腸」のこと。

そしてフィーリング（Feeling）は「感覚」の意味だ。

つまり、ガットフィーリング（直観）とは、頭ではなく、腹で考えているということ。

彼らの「第六感」は、
健康な腸からのメッセージにより生まれている。

私の医師の友人の話をしたい。
消化器内科や外科などのメジャーな診療科の教授になるのは非常に難しい。なぜなら、医師の数が多く、それを目指す優秀な競争者（コンペティター）の数も多いからだ。

もともと彼は手先が器用でメスが切れたし、頭脳の回転が速く、手術中に突発する異常事態にも瞬時に術式を変更して対応するなど、頭の働きが良かった。
しかし、彼は腸の調子がいまいちだった。緊張する大手術や、たくさんの医師が見学するような公開手術を控えると、腹痛や下痢が起こり、手術を降板せざるを得なくなった時期もあったのだ。

そんな時、相談を受けた私は、本書の中で紹介する食事法を指導した。彼はそれまで、ちまたに流布されている一般的な「腸活」をしていたが、まったくお腹の調子が改善しなかった。たくさんの薬を飲んでいたが、良くなるどころかかえって悪化して、「ブレインフォグ」（脳の明晰性が落ちる状態）に陥るようになってしまっていた。

しかし、この食事法を始めたとたん、彼のメスを狂わせていたお腹の不調は影を潜め、長時間に及ぶ困難な手術を次々に成功させるようになった。

そして、彼は見事に教授に就任した。
たくさんの貴重な人命を今も救っている。

医師ですら、「裏をかかれている」のである。

今から、「腸活の真実」を伝えたい。

集中力と体力を必要とする、ハードな毎日を送るあなたへ。

勝負のとき、「腸」こそ、「頭脳」と等しく重要な役割を果たす。

腸は「第2の脳」と呼ばれ、心と体のパフォーマンスを左右する。


あなたが内面に持つ真のパワーを最大限に発揮するために足りなかったもの。

それは、「正しい腸活」である。


本書では腸にまつわる知識と腸活の実践法について記した。

構成は次の通りである。


序章では、腸という臓器が、なぜ私たちの健康に重要であると言われているのかを解説する。

第1章では腸の構造と働き、そして腸内細菌の世界など、興味深い腸の不思議にせまる。

第2章では実はあなたも該当しているかもしれない、日本人がかかりやすい代表的な3つの腸トラブルを紹介する。

第3章では腸が私たちの体や疾患にどのような影響を与えているかを述べる。新型コロナウイルスの重症化にも影響する免疫力との関わり、肝臓や腎臓など様々な臓器との相関、そして、ビジネスパーソンで鍛えている人も多い、「筋肉」との関係だ。

第4章では、腸と私たちの脳、そして心との関係を説明する。脳腸相関と呼ばれるネットワークで、腸の状態は脳に大きな影響を与える。ほかにも、「幸せホルモン」と呼ばれるセロトニンの9割が腸で作られるなど、私たちのメンタル安定にも腸の存在は欠かせないことを示す。

第5章では食生活による腸活の実践法を紹介する。前述した私の友人も、この食事法を始めてから、長年悩まされていたお腹の不調がみるみる改善した。具体的なレシピも掲載するので、ぜひあなたの生活に取り入れてほしい。

最後に第6章では、今日からすぐにできる腸内環境改善のための生活習慣を紹介する。睡眠や姿勢、リラックス法など、毎日のルーティンの中で気軽にできるものばかりだ。食事法と合わせて取り組めば、腸の状態は劇的に改善するだろう。

腸が持つ神秘のチカラが、あなたの力を何倍にも引き上げてくれるはずだ。

新しい腸活をすることで、この本を読み終わる頃には、
あなたはあなたが理想とする「真の自分」になることができるに違いない。

医学博士　江田証

目次

第2章 現代人が直面する3つの国民的「腸トラブル」

第3章
免疫力や筋力アップ、カギを握るのは「腸」だった

第4章 「腸活」でクリアな脳も強いメンタルも手に入れよう

序章

「腸」
——その知られざる臓器の正体

なぜ腸は「第2の脳」と呼ばれるのか

すべての生命は「腸」から始まった

すべての生物の発生や進化の過程において「いちばん最初にできた器官は?」と聞かれたら、あなたは何と答えるだろうか。生命維持のために不可欠な臓器である「脳」と考える人も多いだろう。血液循環の要である「心臓」と思う人がいるかもしれない。だが、実はそうではない。発生学《はっせいがく》(受精から細胞分裂を経て、成体形成に至る生物の発生過程にかかわる学問)的観点から導き出される正解は、「腸」だ。

精子と卵子の細胞核がひとつとなった受精卵では、最初に外側がくぼみ、その口が閉じることで「腸の形成」が行われる。その後、腸が伸びて「口」と「肛門」ができ、さらに「肝臓」や「肺」、そして「脳」という順番で器官形成が進んでいくのである。

これは進化の過程においても似ている。まず最初に腸ができ、その周辺に延髄《えんずい》の原型となる神経系が生まれ、それが発達した先に脳ができるというプロセスをたどる。つまり、脳は腸が進化した後につくられる、〝遅れてきた〟器官なのだ。

それゆえ、もっとも原始的で下等な多細胞生物である腔腸動物《こうちょうどうぶつ》（クラゲ、イソギンチャク、ヒドラなど）は「口、腸、肛門」だけで形成され、脳を持っていない。その腔腸動物から進化した棘皮動物《きょくひどうぶつ》（ウニ、ヒトデなど）にも「脳」がない。脳のない生物はいても、腸のない生物はいない。


はじめに腸ありき。腸は、脳や心臓よりも先に生物に備わった「最古の器官」であり、生命の起源となる臓器なのである。

指示待ちせずに働く優秀な「第2の脳」

では、脳を持たない生物はどうやって生命を維持できたのか。それは、腸が「脳」と同様の働きを持っているからだ。

脳がなくても腸が考え、腸が判断する。腸は「脳からの指示を受けずに独立して働く」器官なのである。

腸には腸の筋肉の間に「腸管神経《ちょうかんしんけい》」と呼ばれる独自の神経ネットワークが存在している。そのネットワークは膨大な神経細胞（ニューロン）によって構成されており、人間の場合、その数は約1億個にも上る。これは人体の臓器のなかで、脳（1000億個）に次いで2番目の多さだ。

しかも腸はその独自の神経ネットワークを駆使することで、脳の指令なしに自らの働きをコントロールできる。例えば食中毒などで有害物質が腸内に入ったときに発生する下痢や嘔吐は、体内への毒の拡散を阻止するための腸の拒絶反応だが、これも脳の指令を待たずに腸の神経細胞が独自判断で行う防御活動のひとつである。

腸はいちいち脳から「食べたものを消化せよ」「栄養として吸収せよ」「老廃物として排泄せよ」などと指示されずとも、自分で判断・活動できる機能がある。これこそ腸が「第2の脳」とも呼ばれている所以《ゆえん》なのだ。

仕事の現場において、上司から逐一指示されなくても自分の判断で的確な行動をとれる人は優秀な人材として高い評価を受ける。逆に主体性に欠け、上司の指示がなければ動かない（動けない）人は、主体性の欠如というネガティブな意味合いを込めて「指示待ち人間」などと呼ばれている。

腸は人体という会社組織において、脳という上司の指示がなくても自分の判断で組織に必要な行動をとれる〝非常に優秀な人材（器官）〟なのである。

腸管神経と脳は密につながっている——脳腸相関

腸は自分で自分の働きをコントロールできる優秀な器官だが、決して上司である脳を蔑《ないがし》ろにしているわけではない。むしろ腸と脳は常時連絡を取り合い、情報交換し合う非常に親密な関係性を構築している。

このネットワークを「脳腸相関《のうちょうそうかん》」と呼ぶ。着目すべきは「相関」という双方向の関係性である点だ。脳と腸の情報交換では、上意下達のような脳からの一方通行ではなく、腸からも脳に向けて情報発信が行われている。

腸から脳のルートがあることで腸内の状態が常に脳に伝わり、その情報が全身のあらゆる器官に拡散されて影響を与えることになる。また、腸内状態はメンタル面にも大きな影響を及ぼす。

私たちの身体と心は「第1の脳（脳）と第2の脳（腸）」という〝ダブルブレイン〟によって支配されているといっても過言ではない。

ここで脳腸相関のメカニズムを簡単に解説しておこう。

腸を「第2の脳」といわしめる腸管神経は大きく2種類に分けられ、腸管組織内に網目のように張り巡らされている。

図0－1　腸管神経の構造

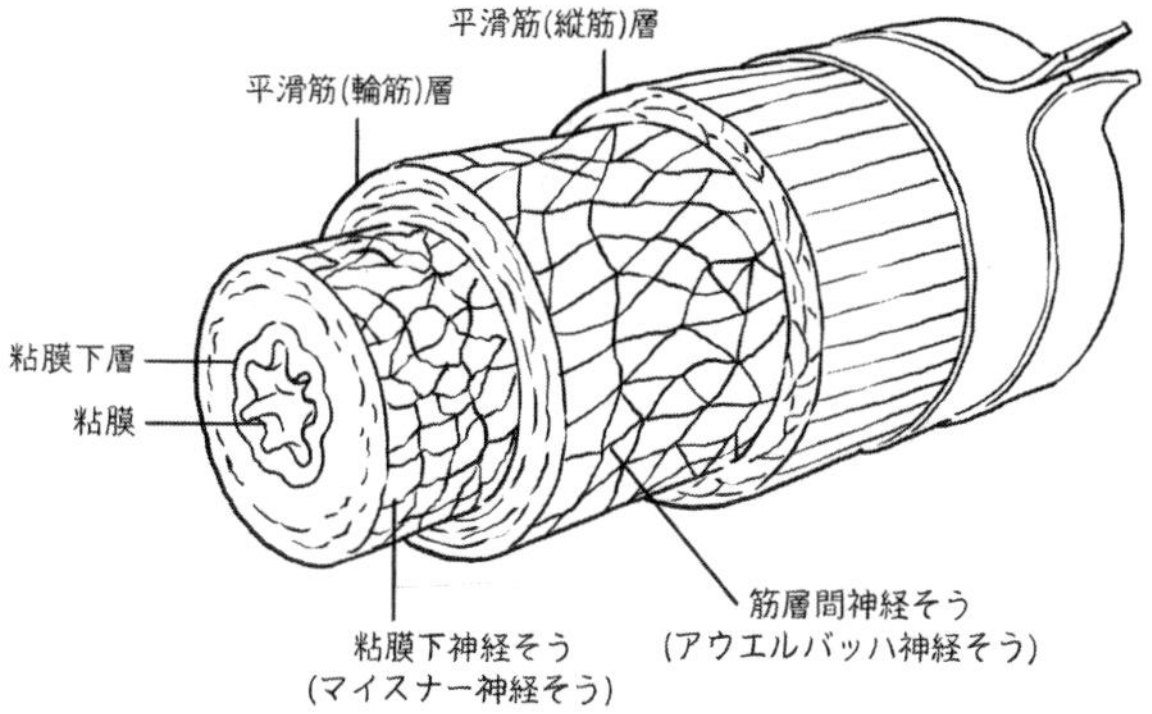

腸管は多層構造になっており、腸壁の粘膜下には主にホルモン分泌の調整を行う「粘膜下（マイスナー）神経叢《しんけいそう》」が存在する。その外側の層には腸を収縮させる動き（ぜん動運動）を制御する「筋層間（アウエルバッハ）神経叢」が広がっている。腸内の状況に応じて2つの腸管神経が反応することで腸の働きがコントロールされているわけだ。

そして、これらの腸管神経と脳を結ぶ架け橋となるのが「迷走神経《めいそうしんけい》」と「交感神経《こうかんしんけい》」という2つの自律神経系ルートである。副交感神経のひとつで腸の働きを活性化する機能がある迷走神経は、ひとつの神経細胞が1メートルもの長さを持つ腸と脳をつなぐパイプであり、腸の動きを抑制する働きを持つ交感神経は、腸と延髄をつなぐパイプとしての役割を持っている。

また自律神経系ルートだけでなく、血流を利用してホルモンやたんぱく質といった情報因子をやりとりするという別のルートも存在する。こうした複数のルートにより、腸と脳は切っても切れない深い関係で結ばれているのである。

身体と心を守る「健康中枢」としての腸

あらゆる臓器とつながる司令塔

さらに、腸は脳だけでなく体内のあらゆる臓器と密接なネットワークを築いて連携し、コミュニケーションを図っている。

例えば腸と肝臓とのネットワークは「腸肝相関《ちょうかんそうかん》」と呼ばれる。小腸ともっとも近い臓器は肝臓である。肝臓には小腸で吸収された栄養素を一時的に蓄える役割、さらには腸における脂肪の消化・吸収に働く胆汁をつくる役割がある。腸にとっての肝臓は、重要な「外部貯蔵庫」であり、「消化液製造工場」でもあるという重要なパートナーなのだ。

腸と腎臓との間にも「腸腎相関《ちょうじんそうかん》」というつながりがある。血液中の老廃物を尿として排出し、体液バランスを維持する働きを持つ腎臓だが、その機能は腸内細菌の状態によって大きく左右されることが判明している。

また腸は、生命活動において非常に重要な心臓とも浅からぬ関係がある。心臓の働きは自律神経によって制御されているのは周知のとおり。心臓はその自律神経を通じて腸とつながっており、腸の好不調に連動して、心拍数や血流のコントロールによる腸内血流の調整を行っているのである。

肺との関係も同様だ。肺は自律神経を通じて腸とつながっており、腸の状態にあわせて自律神経が呼吸をコントロールすることで、腸の働きをサポートするといった連携が行われている。

このほかにも腸は「胃」「血管」「脾臓」「すい臓」「副腎《ふくじん》」など、あらゆる臓器や器官と連携している。そのスタンスは、まさに「体内の司令塔」といえる。そして、その司令塔としての「多臓器コミュニケーション」によって、多方向から体内機能のバランスを整えているのだ。

私たちにとって腸は、身体の機能を正常に保ち、健康を維持するための「中枢」といっても過言ではない。それゆえに腸の不調や腸内細菌バランスの悪化は全身に悪影響を及ぼし、体調不良や思わぬ疾患を引き起こす原因にもなり得るのだ。

腸のなかは「体内」ではない

みなさんにひとつお聞きしたい。胃や腸などの消化器官のなかは「体内」か、「体外」か、どちらだろうか。多くの人は、「何を今さら」と思うかもしれない。そして「身体のなかにあるのだから、体内に決まっている」と答えるのではないだろうか。

だが実際はそうではない。道路にあるトンネルを思い浮かべていただきたい。入り口と出口が解放されているトンネルの内壁は、常に外界に面している。つまり「トンネルの内側はトンネルの外」になるのだ。また、トイレットペーパーの芯にあたる空洞のなか。ここもまたトイレットペーパーの内側ではあるが、全体として見れば外界に露出されている「外」になる。

それを踏まえて、話を人体に戻そう。

人間の消化器官もまた、「口が入り口で、途中で消化吸収を経て、排泄される出口の肛門」という、身体を貫く一本のトンネルのような構造になっている。だとすれば、食道や胃、腸のなかも、トンネル内部やトイレットペーパーの芯と同様に、外界にさらされている「体外」ということになるのである。

ものを食べると、食べたものは体内に取り込まれる。当たり前の道理だが、厳密にいうと「口」は体内への入り口ではない。口から食べたものが食道を通って胃で消化され、腸に運ばれるまでのプロセスは、厳密には「体外」で行われていることになる。腸で吸収されるに至って初めて、食べ物は体外から「体内」に取り込まれるのだ。

それゆえ、腸こそが外界に向けて開かれた「身体の玄関口」になるのである。

免疫細胞の約7割は腸に集中

昨今の新型コロナウイルス感染症流行下において、「免疫」に注目が集まっている。

免疫とは体内に侵入した細菌やウイルスなどを異物として認識し、監視・撃退して身体の状態の正常化を図る自己防衛システムのことだ。

この免疫システムを担っている細胞は読んで字のごとく「免疫細胞」と呼ばれるが、ここで注目すべきは、全身の免疫細胞のうち約7割が腸に集中しているという点である。

それはなぜか。理由は先に述べたように、腸が食べ物を吸収して取り込む「身体の玄関口」であり、さらに吸収した栄養素を全身に供給する「配送センター」だからだ。

腸という玄関口からは食べ物だけでなく、目に見えない病原菌やウイルスなどの〝外敵〟も一緒に入り込んでくる。これをほおっておくと外敵は全身に拡散し、身体のさまざまな場所で〝悪さ〟をし始めてしまう。

そうした外敵の侵入や増殖、攻撃を未然に防ぐには、何よりも「玄関口でせき止める」ことが最重要になる。免疫細胞の大半が腸内に集中しているのは、そこで「外敵の体内侵入を水際で撃退する」という重大なミッションが遂行されているからなのである。

詳しくは後述するが、2020年に世界でもっとも権威のある消化器系医学誌『ガストロエンテロロジー（Gastroenterology）』に掲載された論文によれば、新型コロナウイルス感染症になって重症化した人の多くは腸内環境がかなり乱れており、腸内細菌のバランスも崩れていることがわかっている。

一方で、同論文には腸内環境が良好で腸内細菌のバランスが整っている人は、コロナの後遺症を発症する確率が低いというデータもある。

こうしたエビデンスからも、腸内状況の悪化が免疫細胞のパワーダウンを招き、ウイルスに対する「水際対策」が十分に機能しなかったこと、そして腸内環境の正常化や免疫細胞の活性化が感染症などの疾患予防に有効なことがわかる。

コロナ禍に直面し、来たるべき「ウィズコロナ」時代を前にした今、私たちは改めて「腸の健康維持が免疫力アップの最大のカギ」だと心に刻んでおく必要があるだろう。

「幸せホルモン」は9割が腸でつくられる

腸管神経のひとつである「粘膜下（マイスナー）神経叢」が主にホルモン分泌の調整

を行っていること、ホルモンなどの情報因子が脳腸相関に関係していることは前述したとおり。これらは、腸と脳をつなぐネットワークにおいて「ホルモン」が欠かせないファクターだという証しでもある。

脳腸相関において重要な役割を果たしているホルモンのひとつに「セロトニン」が挙げられる。セロトニンは、人間の情緒に影響する脳内ホルモン（神経伝達物質）のひとつで、ノルアドレナリンやドーパミンといった神経興奮物質の暴走を抑制し、自律神経のバランスを整えて心を前向きにさせる働きがある。

リラックスや幸福感と深くかかわっていることから「幸せホルモン」とも呼ばれる。セロトニンは知らなくても、別称のほうなら聞いたことがあるという人も多いだろう。

セロトニンが適度に分泌されると、人は幸福感を覚えやすくなり、精神的にもリラックスして意欲的になる。逆にセロトニンが不足するとイライラや焦燥感、慢性的なストレスなどのネガティブ感情にとらわれやすくなってしまう。その状態が深刻化するとうつ状態にまで至ってしまうケースもある。

そして、さらに興味深いのは、セロトニンは脳内で分泌されるホルモンというイメージがあるにもかかわらず、実際はその9割が腸でつくられているという点だ（残りの8％は血液中、脳にいたってはわずか2％程度にとどまっている）。

腸内細菌が産生するセロトニンは脳血液関門を通過しないため、脳内に直接作用しないが、脳内のセロトニンの量を調節することで全身状態に影響を与えることがわかっている。

うつ病患者は腸の不調を伴うケースが多い

つまり、腸が正常に機能することでセロトニンも正常に生成され、心の平穏がもたらされるということ。逆にいえば、劣悪な腸内環境の下ではセロトニンが不足して、結果、メンタルにも悪影響が及んでしまうのである。

実際に、うつ病の患者には便秘や下痢など腸の不調を伴っているケースが多いというデータもある。腸の好不調は心の状態にも密接に関係している。腸内環境を整えることは、精神疾患の改善にもつながるのである。

加えて、セロトニンには「腸のぜん動運動を活性化する」働きがあることもわかっている。そのためセロトニンが不足すると、腸の働きが鈍化して便秘になりやすくなる。ただ、「過ぎたるは猶及ばざるがごとし」とはよくいったもので、逆に過剰に分泌されると、今度は腸が動きすぎて下痢になりやすくなってしまうのだ。

セロトニンが少なすぎると腸は「うつ状態」になり、多すぎると「躁状態」になると考えればわかりやすいだろう。やはりものごとはすべて「バランス」が重要なのである。

余談だが、「歯」の残っている数が多い人は腸内にセロトニン産生菌の保有率が高いことがわかっている。腸を整えるのには、口内環境も大切ということだ。

解明が進む、神秘なる「腸」の世界

小腸は内視鏡の届かない「暗黒の臓器」

腸、それは人体のなかに存在しているもっとも〝神秘的で不思議な宇宙〟ともいえる臓器である――。私はそう思っている。

今でこそ「腸活」や「腸内細菌」「腸内フローラ」といった言葉が一般的になり、腸への関心も高まってきたが、ほんの10年ほど前までは、解明されていないことばかりの「謎めいた、ミステリアスな」臓器だったのだ。

だが近年では腸に関する研究が飛躍的に進み、新たな機能や役割、ほかの器官との関係性などが続々と判明してきている。前述した「腸管神経と脳腸相関」然り、「腸内の免疫細胞の働き」然り。これから先も腸の正体解明は日進月歩で進んでいくだろう。

ただ、それでもなお観察が困難で、「未知の領域」とされてきたのが小腸だ。

小腸は体内でもっとも細長い臓器である。しかも複雑に入り組んだ構造を持ち、口からも肛門からも遠い場所に位置している。それゆえ従来の内視鏡では届きにくく、末端のほんの一部しか観察できなかった。

口から挿入する胃カメラがカバーできるのは、食道から十二指腸の入り口あたりまで。一方、肛門から挿入する大腸内視鏡でも直腸から盲腸、小腸の出口くらいまでしか見ることができない。上からも下からも内視鏡がアクセスできない小腸は、まさに体内の死角であり、そのため長らく「体内のブラックボックス」「暗黒の臓器」などと呼ばれてきたのである。

最新の医療技術が小腸の検査を変える

だが近年、医療機器としての内視鏡は著しく大きな進化をとげており、そのブラックボックスの奥にまで目が届くようになってきた。

このところ私のクリニックでも大学病院でも使用機会が増えている「カプセル内視鏡」も、注目を集めている最新医療機器のひとつだ。カプセル内視鏡とは、その名のとおりカプセルの形状で、小型カメラを内蔵したチューブのない内視鏡を指す。サイズも直径11ミリ×長さ26ミリと、やや大きめのビタミン剤ほどしかない。

内服薬と同じように水で口から飲み込むと、カプセルが腸管のなかを進みながらカメラで撮影してデータを送信。検査後のカプセルは排便時に自然排出される。1回限りの使い捨てだ。カプセルが腸内から送信してくる画像データは、患者に取り付けたセンサーを通じてリアルタイムでチェックすることができる。

チューブ付きの内視鏡では届かなかった小腸の深部まで観察できるうえに、検査を受ける患者への苦痛や負担が少ないことも、カプセル内視鏡の大きなメリットとなっている。

ダブルバルーン内視鏡で検査と同時に治療も可能に

ただ、カプセル内視鏡の使用目的は観察に限られるため、小腸内に何かしらの病変が見つかっても組織を採取したり止血、ポリープ切除をしたりなどの処置は行えない。

そこに登場したのが、私の大学時代の先輩でもある山本博徳先生が考案し、ここ15〜16年の間で医療の現場で徐々に普及している「ダブルバルーン内視鏡」だ。

ダブルバルーン内視鏡は、内視鏡の先端とチューブ外筒の2カ所にバルーン（風船）を装着し、バルーンを膨らませたりへこませたりして〝シャクトリ虫〟のように小腸をたぐり寄せながら挿入するしくみの内視鏡。手元のコントローラーで動きを操作できるため、従来の内視鏡では観察困難だった箇所や小さな病変部まで詳細に検査できる。

しかも、ダブルバルーン内視鏡なら、検査と同時に病変の組織採取や止血、ポリープ切除などの治療も可能になる。

これからの小腸における内視鏡検査は、まずカプセル内視鏡でスクリーニングし、病変が見つかったらダブルバルーン内視鏡で病変部の治療を行うという、二段構えの方法がスタンダードになっていく。

また、小腸の開腹手術を行う場合でも、事前にカプセル&ダブルバルーン内視鏡で病変部を正確にマーキングしておくことで、開腹時の切除部分を最小限に抑えて患者の負担を減らすことも可能になっている。

カプセル内視鏡とダブルバルーン内視鏡、これら最新鋭の内視鏡の普及・実用化によって、小腸はもはや未知の領域ではなくなってきた。医療技術によって、「暗黒の臓器」の悪名を返上できるところまできているのだ。

現代人よ、「腸」をもっと知れ

わずかひと昔前まで「消化器官のひとつに過ぎない」と思われてきた腸。しかし腸は、単に栄養素の吸収と老廃物の排出の役割を持つだけの臓器ではない。

あらゆる体内器官と密接につながってその働きに影響を与え、ときに脳さえも影響を与える。生体機能のトータルバランスを制御し、整え、ときに感情にまで影響を及ぼす。外界から病原体の侵入を防いで、生体の正常性を維持する――。
腸に課せられた役割は驚くほど多岐にわたっており、しかもそのすべてが生体維持、生命維持のために非常に重要な意味合いを持っている。

身体も心も、そして命も。すべては腸とともに存在しているといっていい。腸を守り整えることは、イコール、自分の命と身体と心を守り、整えることになるのだ。
腸は、驚異的な複雑性と神秘性を備えた人体という大宇宙のなかに存在するもうひとつの「小宇宙」だ。その正体についてはいまだに謎が多いが、それでも現代の医療技術によって少しずつ解き明かされつつある。

現代人には、現時点で解明されている腸の働きや、徐々にわかってきた腸の役割を、知っておいていただきたい。その知識こそ、現代社会を健康に、健全に生き抜くための心強い〝武器〟となるのだ。

本

第1章

いまさら聞けない、教養としての「腸の基本」

消化管は「小腸」が8割
——小腸のしくみと働き

小腸は「十二指腸」から始まる

意外に知られていないが、私たちが日常的に呼んでいる「小腸」とは、十二指腸、空腸、回腸という3つの消化器官の総称のことである。

そのうち、小腸の入り口となるのが「十二指腸」だ。小腸の最上部にあり、胃の出口（幽門《ゆうもん》と呼ばれる）と空腸をつないでいる長さ約30センチメートルの短い腸のことを指す。

「指12本を横にして並べたくらいの長さ」という名前の由来もあって、十二指腸の知名度はさほど低くはない。でも「実際にどんな働きをしているのか」と聞かれると答えに詰まる人も多いだろう。

十二指腸には胃から送られてきた消化物を、さらに消化・分解するという役割がある。消化に使われるのは、すい臓で分泌されるすい液（たんぱく質や糖質を分解）と胆のうに蓄えられている胆汁（脂質を分解）だ。

十二指腸には乳頭《にゅうとう》と呼ばれる消化液の流入口が2つある。「小十二指腸乳頭」からはすい液が、もうひとつの「大十二指腸乳頭（ファーター乳頭）」からはすい液と胆汁の両方が十二指腸に流入して、食べたものと混ざり合うことになる。さらに内壁の粘膜にある十二指腸腺からも消化を助ける酵素などが分泌される。

このように十二指腸では、いくつもの消化液の併用によって胃から引き継いだ消化物のさらなる消化・分解が行われているのである。

また胃酸で酸化した消化物が胃から送り込まれ、その影響で十二指腸内のpH《ピーエイチ》が低下して酸性に傾くと、粘膜から「セクレチン」というホルモンが分泌される。このセクレチンには、アルカリ性のすい液の分泌を促して酸性の消化物を中和したり、胃酸の分泌

図1－1　小腸や大腸を含む臓器の全体像

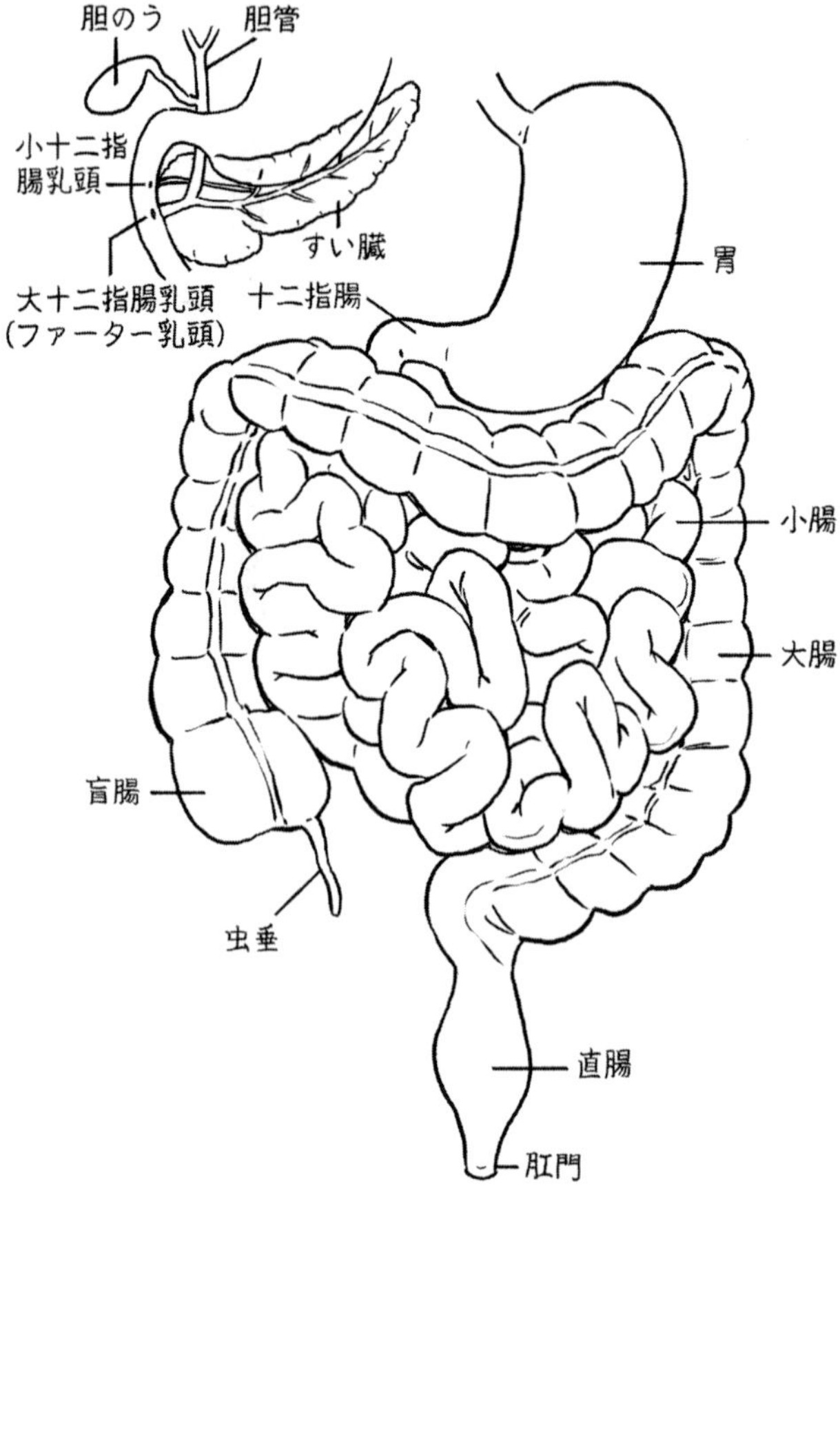

を抑制したりする働きがある。このように十二指腸には、消化物の再消化・再分解だけでなく、腸内環境を正常に維持するためのしくみも整っているのだ。

空腸&回腸が担う「栄養素の吸収」

十二指腸の先には小腸を構成するあと2つの腸、「空腸」と「回腸」が続いている。小腸は人体のなかでもっとも細長い臓器として知られ、日本人の平均は約6~8メートルにも及ぶ。十二指腸が30センチメートルほどしかないため、小腸の大部分は「空腸」と「回腸」が占めていることになる。

空腸と回腸で行われるのは、十二指腸から送られた消化物のさらなる消化と、分解された栄養素の吸収だ。空腸&回腸の腸壁粘膜は〝蛇腹〟のように折りたたまれた「輪状ひだ」になっていて、表面は「絨毛《じゅうもう》」と呼ばれる長さ1ミリメートルほどの突起で覆《おお》われている。絨毛の表面には栄養素を吸収する「吸収細胞」があり、その吸収細胞の表面

図1−2　小腸内部の絨毛

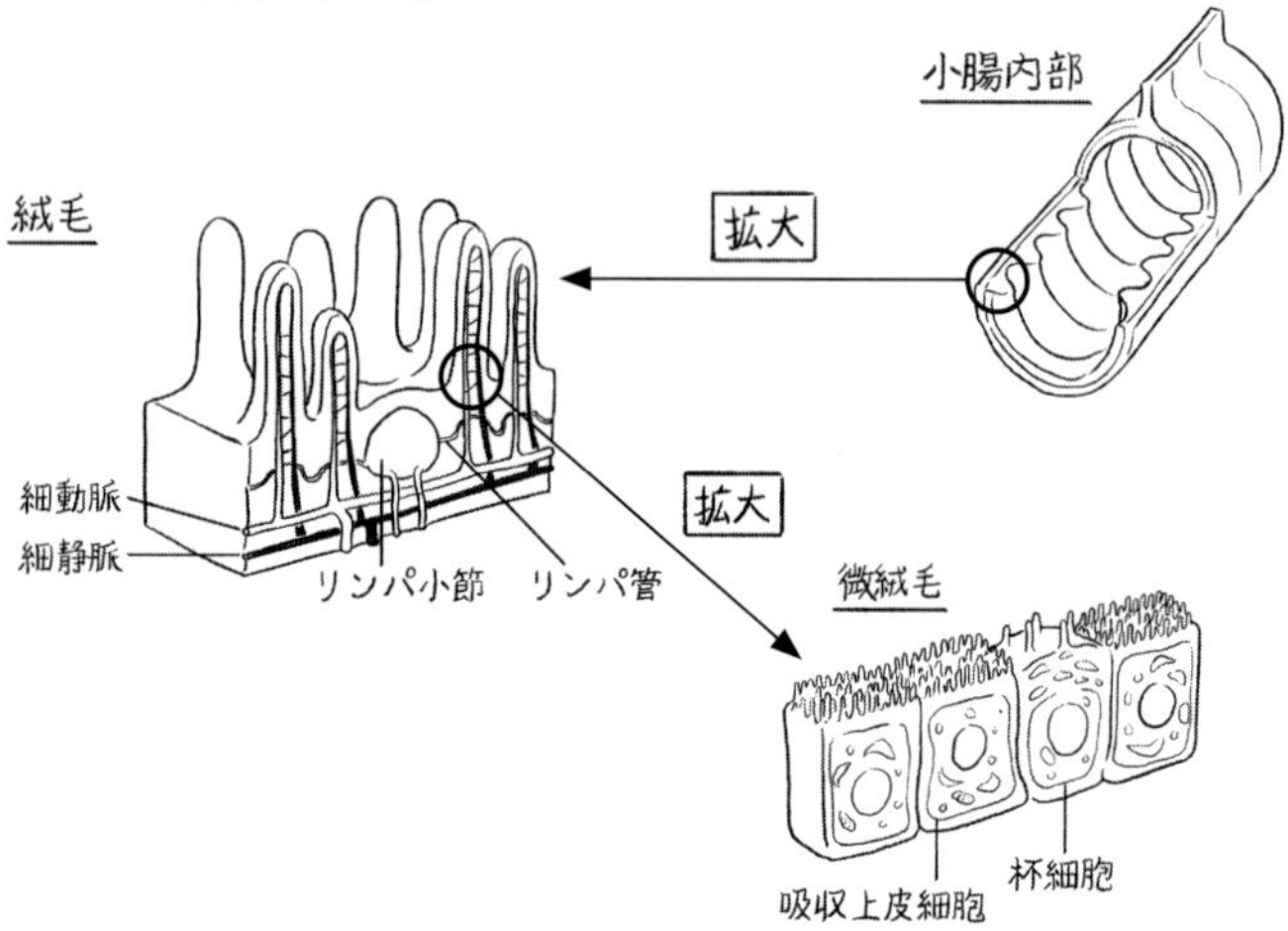

は「微絨毛《びじゅうもう》」というさらに細かい無数の突起でびっしりと覆われている。

「3層構造」になっている腸壁の最表面となる微絨毛に消化物が付着し、そこから吸収された栄養素が絨毛内の毛細血管を通じて肝臓に送られる。食事で得られる栄養素はこうしたプロセスを経て体内に吸収され、全身へと運ばれていくのである。

　腸壁を覆っている絨毛の数は約500万本ともいわれ、その突起をすべて平らに広げると小腸（空腸と回腸）の表面積は約200平方メートルにもなる。これはテニスのシングル用コート1面にも相当する広さだ。この膨大な表面積が、より多くの栄養素を効率よく体内に取り込むことを可能にしている。私たちは誰もがみな、おなかのなかにテニスコート並みの広さを持つ「吸収壁」を抱え持っているのである。

「大腸」が担う消化・吸収の総仕上げ——大腸のしくみと働き

大腸は消化物の最終処理工場

小腸は優秀な臓器だが、食べたものすべてを吸収できるわけではない。小腸内で消化できなかったもの（主に食物繊維）は、ほぼ液体化された消化物のなかに混ざったまま次のステップである「大腸」に運ばれることになる。

大腸の役割は、①小腸から送られてきた消化物に含まれる〝ラスボス〟ともいえる食物繊維を腸内細菌の働きで発酵・分解・吸収すること。②液状化した消化物から水分やナトリウムなどの電解質を吸収すること。そして③水分を吸収し終えた消化物の〝残りカス（食物残渣《ざんさ》）〟で「便」を生成すること。この3つだ。

ちなみに消化管を通過する消化物や水分は1日に9リットルほど。その大半となる約7リットルが小腸で吸収され、残りの2リットルが大腸で処理されているのだ。

小腸でも手に負えないラスボスを吸収し、〝出がらし〟となった残りカスをひとまとめにし、便として体外に排出する。大腸は消化・吸収の総仕上げを行う最終処理工場としての役割を担っているのだ。

大腸では、水分や栄養素を吸収されて徐々に固形化していく消化物を先へ先へと送り進めるために、主に「ぜん動運動」と「分節《ぶんせつ》運動」という運動が行われている。

ぜん動運動は、腸管の収縮（縮む、絞る）と弛緩《しかん》（伸びる、緩める）を交互に繰り返して、消化物を先に送り出す動きのこと。一方の分節運動は腸が一定の間隔でくびれ、収縮と弛緩を繰り返すことで腸内の消化物と消化液を混ぜ合わせる動きのことだ。

分節運動で混ぜ合わせたらぜん動運動で先に送る。ぜん動運動が収まると再び分節運動が始まるという具合に、これらの運動が交互に繰り返されることで、消化物は腸内を移動していく。この作用は大腸だけでなく小腸でも行われている。

大腸も複数の腸の集合体

小腸が十二指腸・空腸・回腸の総称なのと同じように、大腸という呼び名も複数の消化器官の総称だ。

成人平均で約1・5メートルの長さを持つ大腸は、小腸に近い順に「盲腸」「結腸《けっちょう》」「直腸」の3領域に分けられる。そのうちの結腸は、さらに「上行結腸《じょうこう》・横行結腸《おうこう》・下行結腸《かこう》・S字結腸」に分けられている。つまり、大腸は6つの腸の集合体なのである。

それぞれの腸の役割について簡単に説明しておこう。

まずは、小腸（回腸）の出口と大腸の境目にある袋状の部分が「盲腸」だ。

そして盲腸の先にぶら下がった小指の先ほどの管状の部位が「虫垂《ちゅうすい》」だ。ここに雑菌が繁殖するなどして炎症を起こしてしまうと「虫垂炎」になる。虫垂炎はかつて伊達政宗が虫垂炎から腹膜炎となり命を落としそうになった。夏目漱石は虫垂炎で試験が受けられなくなって落第したなどエピソードも多い。日本人の15人に1人は生涯で虫垂炎にかかるというデータもありバカにできない。巷では虫垂炎のことを、「盲腸」と呼んだりするが、それはあくまでも通称である。厳密にいえば盲腸と虫垂は別の器官であり、いわゆる「盲腸になった」というのは正しくは「虫垂炎になった」ということである。

虫垂に関しては誤解も多い。ひと昔前は、虫垂は退化して役割を持たない「瘢痕《はんこん》器官」と考えられてきたため、簡単に虫垂が切除されていた。しかし、現在では虫垂は実は30回も進化して現在の姿になったのであり、退化してできたわけではないこともわかってきた。

虫垂は善玉菌の安全な家（safe home）として働いており、食中毒になり悪玉菌が大腸の中に侵入してきたとき、善玉菌は虫垂の中に逃げ込んでやり過ごす。善玉菌の避難場所の働きをしており、免疫力に大きな働きをしていることがわかってきたのである。

盲腸の次に続くのが、消化物の水分を吸収して便をつくり、食物繊維を発酵させて電解質とともに吸収するという大腸の中心的役割を担う「結腸」だ。

盲腸から上に向かう部分が「上行結腸」、そこから右に折れて左へ向かう部分が「横行結腸」、下に向かう部分が「下行結腸」、S字状に曲がりながら直腸につながる部分が

「S状結腸」となっていて、これら4つの器官で小腸を取り囲むように配置されている。その形はちょうどクエスチョンマークのようだ。それくらい腸にはまだまだ謎が多い。

大腸の最後尾に位置するのは消化や吸収の機能を持たない「直腸」で、その先は体外への排出口となる「肛門」になる。

直腸には、水分吸収後の硬くなった消化物（便）を一時的に溜めておいて、肛門から体外に排出する働きがある。平たくいえば、「蓄便&排便」の役割を担っているわけだ。

●「便意」と「排便」のメカニズム

「排便」は、いわば消化・吸収の最終行程となる〝後片付け〟のようなものだ。そしてとても精巧なメカニズムのもとで行われている。

結腸から直腸に送られて溜まった便が肛門付近まで移動してくると、その情報が自律神経を通じて脳に伝わり、脳から「便を出せ」という指令が発せられる。それが「トイレに行きたい」という感覚、つまり「便意」である。

すると、まず肛門の内側にある「内肛門括約筋《ないこうもんかつやくきん》」が緩み、続いて肛門外側の「外肛門括約筋」が緩む。そこで腹圧を高めて〝いきむ〟と肛門が開いて便が排出される（排便が終わると外肛門括約筋が閉じる）。これが排便までの大まかな流れだ。

便意を感じて最初に緩む内肛門括約筋は自律神経がコントロールする筋肉、つまり無意識に働く筋肉である。そのため普段は肛門を閉じているが、便が肛門の近くまで移動してきて便意を感じると、自然に緩む。一方の外肛門括約筋は、自律神経ではなく手足を動かす筋肉と同じように自分の意志で、意識的に締めることができる。

つまり内肛門括約筋が緩んで排便態勢に入っても、意識的に外肛門括約筋を締めることでトイレに行くまで排便を我慢することができるのである。

口から入った食べ物がたどる消化吸収プロセスのゴールとなる排便だが、肛門というゴールゲートから出てきた便を見れば、腸の働きが正常かどうかわかる。なぜなら便の状態は、大腸のぜん動運動と水分吸収作用、腸内細菌や腸内のガスの組成に大きく左右されるからだ。

ぜん動運動が鈍くなると大腸の通過時間（滞在時間）が長くなってそれだけ水分の吸収が進み、便は硬くコロコロ、カサカサになって便秘になりやすくなる。逆にぜん動運動が過剰に活発になりすぎて消化物が大腸を素通りすれば（大腸での滞在時間が短いと）、水分が十分に吸収されずに水のような便（軟便や下痢状態）になる。

腸内環境が悪化すると便をつくって運ぶ腸の機能が低下し、それが便秘や下痢などの症状として現れる。まさに「便は腸の調子を表す」なのである。

便の状態から、腸の状態を把握するための判断基準として消化器病学の世界でよく知られているのが、「ブリストルスケール」だ。これは1997年にイギリス・ブリストル大学のヒートン博士が提唱した「大便の世界的分類指標」で、便秘や下痢など腸の不調を、医師が患者と話し合う際の共通言語として使われている。

スケールは便の形状や硬さ、色に基づいて7段階に分けられ、消化器官の通過（滞在）時間などを客観的に把握・評価することができる。

図1―3　ブリストルスケール

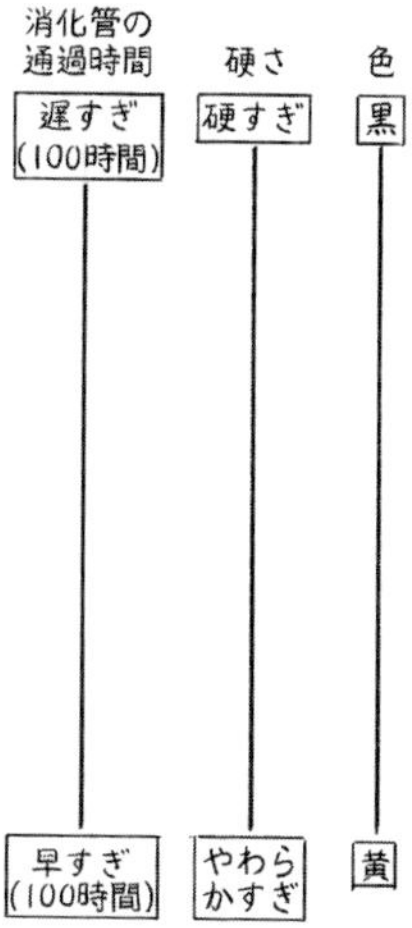

1	コロコロ便	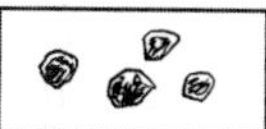	ウサギのフンのようにコロコロと硬い便
2	硬い便	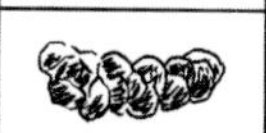	お団子のようにコロコロ便が合体した便
3	やや硬い便	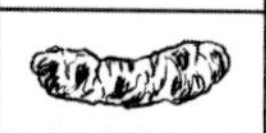	やや硬めで表面にひびが入った便
4	バナナ便(理想)	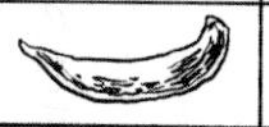	表面が滑らかでバナナのような形の便
5	やや柔らかい便	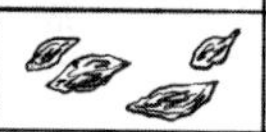	細切れの断片のようなやわらかい便
6	泥状便	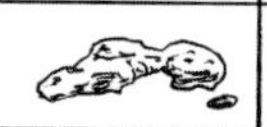	カタチをとどめず、どろりとした便
7	水様便	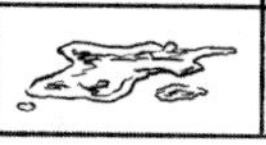	ほぼ液状の便

便は目に見えない腸のなかの状態を推測できる貴重なサンプルだ。常日頃から自分の便の状態をよく観察していれば、何かしら変化があった際には食事や生活習慣を見直すこともできる。図1―3のブリストルスケールを参考にして、便の状態を確認するようにすれば、腸の現在の状態を把握することに役立つだろう。

そして重要なことは、便の形状を図表における4番の「バナナ便」にメイクすることだ。便の形状がバナナ便に近づくほど、おなかの調子はよくなり、QOL（クオリティ・オブ・ライフ＝生活の質）が高まることがわかっている。欧米人だと3~4、日本人だと4~5、すなわち少しゆるめの便のほうが、満足度が高くなる。

実はよく知らない「腸内細菌」の世界

腸活の極意は「良好な共生関係」

バランスのよい食事や生活習慣の改善によって腸内環境を整える——今や「腸活」という言葉はすっかり市民権を得たといっていい。その腸活を語るうえで欠かすことができない重要な存在が「腸内細菌」だ。

私たちの腸のなかには100兆個以上、2000種類を超える膨大な数の細菌が生息しており、その総重量は約1・5キログラム以上にもなる。小腸と大腸とでは生息数に差があって、ほとんどの腸内細菌は大腸に集中し、小腸にあるのははるかに少なく、約

1万個程度とされている。

腸内細菌は人間の意識のコントロール下にあるわけではなく、当然ながら私たちの思惑でその生き死にをコントロールすることができない。腸内細菌は腸内細菌で、自分たちが生きやすい環境を求めて、独自に活動しているのだ。

人間は宿主として腸内細菌に、栄養分が豊富で体温で保たれた居心地のいい住処《すみか》を提供し、腸内細菌はそこに住んで自分たちの都合で働きながら、人体機能にも大きな影響を与えている。つまり、腸内細菌と人間とは、支配・被支配ではなく「共生関係」にあるということだ。

例えば、人間がキャンピロバクターのような食中毒菌に感染すると、人間の腸は非常に動きが悪くなる。食中毒を引き起こす細菌は小腸内に拠点を確保し、増殖し、新たな環境でコロニーを形成する必要がある。食中毒菌が便の中に排出されないようにするには、細菌は腸のぜん動（腸が収縮する動き）のプロセスを停止させる必要があるのだ。小腸のぜん動運動が落ちると、腸内細菌が小腸の壁にとりついてコロニーを形成して本来細菌が少ないはずの小腸で増殖し、「小腸内細菌増殖症（ＳＩＢＯ《シーボ》）」になる人がいる。

なお、ＳＩＢＯの詳細については後述する。これはあくまでも腸内細菌が「自分たちの都合」でわれわれの腸を操っている現象なのだ。

ある意味で、腸活は「アパート経営」に似ている。自分の儲《もう》けだけでなく、住民重視で住みやすい部屋を提供する大家のアパートにはいい借り手が集まり、アパート経営もうまくいくもの。同じように、宿主である人間が〝借り手〟である腸内細菌に、生息しやすい整った腸内環境を提供して良好な関係を保つことが腸活の極意といえるのである。

誰もが腸内に「自分だけの花畑」を持っている ——腸内フローラ

そして、腸内細菌に関連する重要なキーワードが「腸内細菌叢《さいきんそう》」である。言葉の意味は、小腸から大腸にかけての腸壁で一定のバランスを保ちながら生息する「多種多様な腸内細菌の集まり」のこと。

図1－4　腸内フローラのイメージ

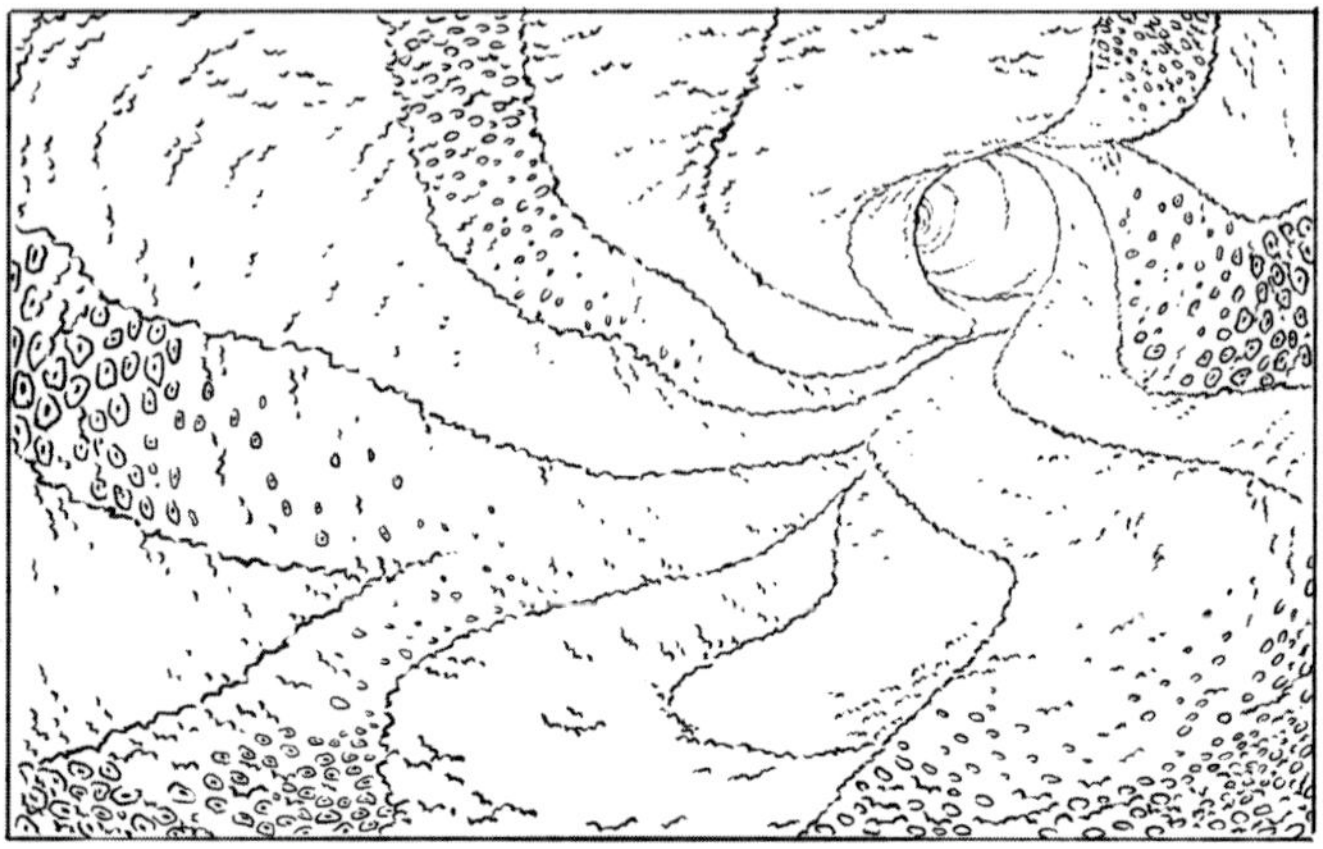

そして、腸壁の粘膜にさまざまな種類の腸内細胞がびっしりと分布している様子が、まるでお花畑（植物群集＝フローラ）のように見えることから、別名「腸内フローラ」とも呼ばれている。多くの人には、この別名のほうが「ピン」と来るだろう。膨大な腸内細菌は一面にびっしりと咲き誇る「花畑」——この何ともユニークなネーミングも、腸活が広く普及するひとつの要因になったのではないだろうか。

腸内フローラは生まれつき存在しているものではない。生後すぐの赤ちゃんの腸内を調べると、ほぼ無菌状態なのだ。生まれてからさまざまな人と接したり、いろいろなものを食べたりしていくうちに少しずつ細菌が腸内に定着していき、結果、その人の腸内細菌叢（腸内フローラ）が形成されていく。

ここで重要なのは「腸内フローラはみんな同じではない」という点だ。誰もが膨大な数と種類の腸内細菌を持っているが、腸内フローラを構成する細菌の種類や構成バランスはまさに十人十色で千差万別、人によって指紋のようにそれぞれ大きな違いがある。そう、腸にも個性があるのだ。その個性（個人差）は非常に強く、ひとりとして同じ腸内フローラを持つ人はいないといわれるほどなのだ。

腸の健康を左右する「腸内細菌の勢力抗争」

腸内フローラを構成する1000〜2000種類もある腸内細菌は、その機能によって大きく3つのグループに分類されている。それが「善玉菌」「悪玉菌」「日和見菌《ひよりみきん》」だ。

その名のとおり善玉菌は人体によい影響を与える細菌で、「悪玉菌」は人体に悪影響を及ぼす働きをする細菌。そして腸内細菌のなかでもっとも数が多いのが、善玉、悪玉のうち数的に優位なほうに味方するのが「日和見菌」となる。腸内細菌の総量はほぼ決まっていて、腸内では善玉菌が増えると悪玉菌が減り、悪玉菌が増えると善玉菌が減るという「勢力抗争」が常に行われている。

腸の健康にとっての理想の勢力バランスは「善玉菌2：悪玉菌1：日和見菌7」とされている。善玉菌が悪玉菌よりも多くなると日和見菌が善玉菌の味方について〝連立〟するため、善玉菌グループが数的有利になるからだ。

ところが、腸内の勢力図が変わって、悪玉菌が善玉菌よりも多くなると状況は一変する。日和見菌はあっという間に悪玉菌サイドに鞍替えしてしまうため、腸内では悪玉菌グループが一気に台頭し、人体にもさまざまな悪影響が及ぶことになる。

その意味では、腸内細菌のバランスは全体の7割を占める日和見菌が「どちらにつくか」に左右されているともいえる。つまり、腸内フローラを健全に保つためには、善玉菌を減らさないように腸内環境を整えて〝浮動票《ふどうひょう》〟としての日和見菌を常に味方につけておくことが大事なのだ。

ここでシンプルに考えると、「いっそのこと、悪玉菌を一掃してゼロにしてしまえばいいのでは」という発想が出てきても不思議ではないだろう。

だが、簡単にそうとはいい切れないのが人体の複雑なところでもある。悪玉菌は人体に悪影響を及ぼすけれど、かといって〝悪さ〟しかしないというわけではない。例えば、悪玉菌として名高い大腸菌がある。大腸菌は170種類以上の菌種があり、そのなかの一部はO《オー》-157（腸管出血性大腸菌）のように食中毒を起こして人体に危険を及ぼすものもある。一方で、ほとんどの大腸菌は病原性を持たず、ビタミンを合成したり、有害な菌の増殖を抑えたりする働きを持っている。


腸内細菌のバランスに乱れや偏りが生じて多様性が失われることを「ディスバイオシス」と呼ぶ。人体に悪影響が及ぶ原因になるディスバイオシスには、悪玉菌グループが優勢になったときだけではなく、善玉菌が増えすぎた状態も含まれている。

そう考えると、悪玉菌はときに「必要悪」としての側面も持っているといえる。悪玉菌を完膚《かんぷ》なきまでに根絶してゼロにし、善玉菌だけの〝一党独裁〟状態にしてしまうと、それはそれで腸内環境にとってマイナスなのだ。

腸内の勢力抗争においては、悪玉菌を「ゼロにする」のではなく、あくまでも「優位に立たせない」バランスを維持することが大事なのである。それは人間社会でダイバーシティ（多様性）が重視されているのに似ている。健康な腸にするためには、できるだけたくさんの種類の腸内細菌を増やすことが重要である。そのためにも、毎日同じ食べ物ばかり食べないこと。1日に3～4個の野菜の小鉢を食べることがおすすめである。

腸内細菌にも「お国柄」がある

腸内フローラには個人差があり、人によって違うことは前述したとおりだ。だがその一方で、腸内フローラには同じ国や民族、文化圏などによって共通する特徴がある、つまり「お国柄」や「民族差」があることもわかっている。

例えば日本人の腸内細菌は、欧米人のそれと比較して、乳製品に含まれる「乳糖《にゅうとう》」を分解する能力が低い。これを乳糖不耐症と呼ぶが、日本人の実に75％がこの傾向を持っている。日本人に「牛乳を飲むとおなかがゴロゴロする」人が多いのはそのせいだ。

これも腸内細菌の民族性の一例といえる。酪農を古くから行ってきた欧米人と違って、日本人は長らく乳製品を摂《と》るという文化がなかったために、こうした腸内環境の違いが生まれたのである。

特に日本人の腸内フローラには独特な傾向があり、他国や他民族のそれと明確な一線を画している。世界12か国の国民の腸内細菌の類似性を調べた研究によると、日本人の腸内細菌が持つ遺伝子は、世界のどこの国とも似ていないことがわかった。オーストリア人やフランス人など発酵食品を食べる民族と若干重なる部分はあるものの、日本人のものは非常にユニークなものだった。

・炭水化物を処理し、短鎖脂肪酸《たんさしぼうさん》（酢酸や酪酸など）を生成する機能が高いこと。
・「ビフィズス菌」が多いこと。
・海藻を分解する酵素が多いこと。

といった傾向があることがわかっている。

例えば「炭水化物の処理機能が高い」と、人体でさまざまな形で有用に働く栄養素である「短鎖脂肪酸（詳細は後述）」をより多くを生成できるメリットがある。ビフィズス菌は腸内環境を整えるために有用に働く善玉菌の代表格だ。さらに海苔やワカメといった海藻の栄養素を分解・吸収できる機能は、日本人特有の能力と考えられている。

こうした傾向からも、日本人は人体に有用な栄養素を効率よく体内に取り込むことができる腸内フローラを持った民族であることが推察できる。日本が先進国のなかでもトップクラスの平均寿命を誇る「長寿大国」といわれる理由には、腸内フローラの特徴的傾向も大きく関係しているといえるのだ。

また、先ほどの研究によれば、興味深いことにアメリカ人と中国人の腸内フローラが酷似していることも判明している。地理的にも離れ、食文化も大きく異なる2つの民族の腸内フローラが、なぜここまで似ているのか。両国とも農作物にたくさんの農薬を使うことや家畜がすぐに太るようにと使う抗生物質などが影響しているなど、さまざまな説があるが、明確な理由はまだ解明されていない。腸内細菌や腸内フローラについてはいまだ未知なる謎が存在し、多くの研究者が解明に取り組んでいるのである。

自分の腸内フローラを知る検査がある

医療機関での検査によって、自分の腸内フローラや腸内細菌の構成バランスを調べられることをご存知だろうか。腸内細菌の構成バランスを検査することで、今後、患者の病気の早期発見などに有効になってくるだろう。

例えば、大腸がん患者の大腸内には「フソバクテリウム　ヌクレアタム」という細菌が増えていることがわかってきた。この菌はもともと口の中にいる歯周病菌《ししゅうびょうきん》（硫化水素を発生する口臭発生菌）なのだが、何らかのメカニズムで大腸内に定着する。腸内フローラ検査をしてこの菌が多い場合は、大腸がんに注意して大腸内視鏡をする、などの方針を立てるのに役立つ可能性がある。

実をいうと、便から採取した細菌を培養して調べる「培養法」による腸内フローラ検査は、かなり以前から行われてはいた。ただ、腸内細菌の多くは酸素に触れると死んでしまう「嫌気性菌《けんきせいきん》」のため、排出された便から検出できる生きた菌はごくわずか。これでは全体の3割程度しかわからず、腸内細菌の全容をつかむには程遠かった。

ところが、医療技術が進化した現在では、腸内細菌の遺伝子（DNA）を分析する方法が開発され、培養法ではわからなかった腸内細菌についてもより細かく調査することができるようになっている。

とはいえDNA分析をもってしても腸内細菌についてはまだわからないことが多く、未知なる菌も大量に存在しているのが現実だ。


DNA分析も便を採って調べることになる。だが、大腸（直腸）から排出される便を調べても大腸のなかの腸内フローラはある程度わかるものの、そのさらに奥にある小腸内のフローラについては、大腸の腸内フローラとはまったく違うものであることがわかっている。

だが今後、もっと医療技術が進歩すれば、新しい検体採取や検査方法もきっと確立されるはずだ。実際に、アメリカの消化器病専門医マーク・ピメンテル医学博士が、内視鏡で採取した小腸の腸液を分析することで小腸内フローラを調べるという研究プロジェクトを進めている。こうした研究が実を結べば、小腸内フローラのさらなる謎に迫ることも十分に期待できるだろう。

もちろん現段階の技術で可能な範囲であっても、自分の腸内フローラを調べておくことは、自身の健康管理に役立つ糸口を見つけるきっかけになるだろう。

腸活が一般化してきたこと、検便だけで簡単にできることもあって、最近ではＤＮＡ分析による腸内フローラ検査を受ける人が増えている（私のクリニックでも検査依頼が多くなっている）。保険適用外のため自費による検査になるが、それでも２～３万円程度と比較的安価でできる。

腸内フローラは人それぞれであり、大腸内の腸内細菌を知ることは自分自身の身体を知ることにもなる。興味がある方は一度、検査をしてみてはいかがだろうか。

究極の腸内細菌、「酪酸菌」に注目せよ

健康長寿の秘密は「酪酸菌」にあり

酪酸菌《らくさんきん》――あまり聞いたことがない人が多いかもしれない。だが、実は今、腸内細菌と健康の関係を考えるうえで、もっとも注目されているキーワードとなっている。なぜなら酪酸菌には、腸内環境を整えて健康長寿に貢献する重要な役割があることがわかってきたからだ。

京都府の北部に位置し、日本海に面する京丹後市《きょうたんごし》。美しい自然に恵まれ、伝統的な絹織物「丹後ちりめん」で名高いこの市は、実は、日本でも有数の「長寿地域」としても知られている。

人口10万人あたりの100歳以上の人の割合を見ても、全国平均が55人なのに対して、京丹後市はなんと160人。全国比3倍という驚きのデータもある。しかも、長生きだけではなく、寝たきりにならず元気で長生きする「健康長寿」の人が多いのだ。

さらにもうひとつ、とても興味深い研究報告がある。京都府立医科大学が京丹後市の高齢者（65才以上）の腸内細菌の構成を詳しく調べたところ、ひとつの特徴的な傾向があることが判明した。京丹後市の高齢者たちの腸内細菌には「酪酸菌」が非常に多く存在していたのである。

この傾向は、京丹後市だけに限ったことではない。私も栃木県にある自分のクリニックで数多くの患者さんと接しているが、ハツラツと元気で大きな病気もせず、健康で長生きしている高齢者の方々の腸内細菌を検査すると、ほとんどのケースで、やはりたくさんの酪酸菌が見つかっている。

こうした検証データや臨床上の事実に目を向ければ、酪酸菌が私たちの健康に大きくかかわっているであろうことは間違いない。その証拠に、今、世界中の研究者たちもまた、酪酸菌に熱い視線を注いでいる。

酪酸菌は人体にいい影響を与える「善玉菌」のひとつだ。そして、同じ善玉菌としてよく知られる乳酸菌やビフィズス菌と並んで、腸の健康、ひいては人体の健康と長寿に欠かせない「究極の善玉菌」とも呼ぶべきミラクルな機能を持った腸内細菌なのである。

酪酸菌がつくる「酪酸」が大腸を整える

酪酸菌とは「酪酸」をつくり出す酪酸産生菌のことである。

酪酸菌が「究極の善玉菌」と呼ばれる理由は何なのだろうか。それは、口から食べ物として食べて大腸内に届いた食物繊維を、酪酸菌が発酵・分解してつくり出す「酪酸」という成分が大腸内で担っている重要な働きにある。

酪酸とは腸内や体内で代謝や免疫などの働きをサポートする成分、「短鎖脂肪酸」の一種だ。短鎖脂肪酸には酪酸のほかに「酢酸」や「プロピオン酸」などがあるが、それらは大部分が大腸の粘膜からで吸収され、血流にのって全身に運ばれて生命を維持するためのエネルギー源になる。また、腸を整え、短鎖脂肪酸の産生量を増やすと、短鎖脂肪酸は脂肪細胞が大きくなるのを抑えたり、交感神経筋を刺激して代謝をアップしたりして、太りづらくする働きを持っている。

だが短鎖脂肪酸のなかでも酪酸菌がつくる酪酸は、そのほとんどが大腸にとどまって、直接、大腸の粘膜上皮細胞のエネルギー源になることがわかっている。ぜん動運動を含め、大腸の粘膜上皮細胞が正常に機能するために必要なエネルギーの80%近くは、酪酸によってまかなわれている。

大腸の粘膜上皮細胞といえば、水分やミネラルを吸収するだけでなく、ウイルスなどの異物が侵入するのを防ぐ粘液を分泌する働きも持つ、大腸の〝要所〟だ。もし酪酸が不足してエネルギー供給が滞ると、大腸の要所の機能は大きく低下してしまうだろう。

そうした意味でも、大腸に特化して直接エネルギーを供給する酪酸は、健康で正常な大腸を維持するための不可欠な成分なのである。

また、酪酸菌がつくる酪酸は腸内フローラの健康維持にも一役買っている。人体に悪影響を及ぼす悪玉菌の増殖を抑えることで腸内環境を整える作用があるのだ。

その作用には「酸素」が関係している。

腸内フローラを構成している腸内細菌には、大きく分けて「酸素を好む菌」と「酸素を嫌う菌」の2種類が存在している。さらに、ビフィズス菌などの善玉菌の多くは酸素を嫌い、大腸菌などの悪玉菌はその多くが酸素を好むという性質があることがわかっている。

そして、ここで注目すべきは、酪酸には大腸の粘膜上皮細胞の代謝を促して酸素を消費させ、大腸のなかを〝無酸素状態〟にする働きがあるということだ。

そのため、酪酸がしっかり働くと腸内の酸素が少なくなって、酸素を嫌う善玉菌が活発に活動しやすくなり、酪酸が不足して腸内に酸素が多くなると、酸素好きの悪玉菌が元気になって増殖してしまうことになる。

つまり、腸内の酸素を消費してくれる酪酸の働きがあるからこそ、善玉菌が棲《す》みやすく、悪玉菌が棲みにくい健康的な腸内フローラが保たれているといえるのだ。

付け加えると、「腸の中に酪酸菌が多い人は内臓脂肪が少ない」という研究結果が発表された。脂肪には、内臓脂肪と皮下脂肪があるが、どちらかといえば内臓脂肪のほうがより危険だ。なぜなら内臓脂肪は、心筋梗塞や糖尿病など命にかかわる病気につながりやすいからだ。

コロナ禍の今こそ、酪酸菌に注目せよ

非常に興味深い話をもうひとつ。それは、「腸内における酪酸の量と新型コロナウイルスの症状には深い結びつきがある」というものだ。

２０２２年、消化器病学の分野において世界でもっとも権威のある雑誌『Gastroenterology（ガストロエンテロロジー）』誌で、興味深い研究論文が発表された。その論文によれば、新型コロナに感染して重症化した患者の腸内を調べたところ、多くは腸内細菌のバランスが崩れ、とくに酪酸菌が減少していることがわかったという。また、コロナ感染後の後遺症（味覚異常や嗅覚障害《きゅうかくしょうがい》、倦怠感《けんたいかん》など）に悩んでいる人にも、やはり酪酸菌の減少が見られたことが報告されている。

つまり、酪酸菌の働きが活発か活発ではないか、さらに腸内に存在する酪酸の量が多いか少ないかが、新型コロナの症状や重症度に大きく影響していると考えられるのだ。

新型コロナウイルスの感染拡大が始まった当初、日本では新型コロナ患者の重症者や死亡者が、欧米諸国に比べて非常に少なかった。そして、その理由として「日本人特有の何らかの原因＝ファクターX」があると指摘されていたことを覚えている人も多いだろう。ファクターXの正体として、医療技術の充実やマスクへの抵抗感の低さなど、さまざまな要因が考えられてきた。

ただ、ウイルスの変異によって大きく事情は変わってきたものの、それに加えて「酪酸」の存在もまたファクターXに大きくかかわっていた可能性がある。もしくは、日本人特有の腸内フローラが新型コロナを防ぐバリアになっていた可能性はある。

全身の約7割の免疫細胞が集まる腸を正常に保つ酪酸が、人体の免疫機構に不可欠な重要な役割を果たしていることは、当然であるともいえる。コロナ禍の今こそ、私たちは酪酸に注目すべきなのだ。

ちなみに同論文によると、新型コロナの重症患者や後遺症がある患者の腸内では酪酸菌とともに「L‐イソロイシン」という必須アミノ酸も減少していたことが報告されている。

L-イソロイシンとは必須アミノ酸の一種で、筋肉の強化や体力の回復促進といった働きがある物質だ。重症化や後遺症の症状に見られる「だるさや倦怠感」は、このL-イソロイシンの不足が影響していると考えられる。

酪酸は腸内細菌によってつくられる物質だ。ならば、腸の健康状態を正常に保って酪酸がつくられやすい腸内環境を整えることは、新型コロナウイルスの感染や重症化、後遺症の予防にもつながっていくのである。

酪酸が高い免疫力をもたらす

酪酸の多い少ないが、新型コロナウイルスのような感染症の感染・重症化の予防に重要なかかわりを持っていることは説明したとおりだ。では酪酸は、具体的にどのような働きによって感染症を予防しているのだろうか。

現在解明されている酪酸の働きのひとつは、「腸粘膜の免疫力を高める」ことだ。

腸の内壁の粘膜は、文字どおりネバネバした粘液で覆われている。そしてその粘液のなかには、侵入してきたウイルスや細菌などの病原体と結合して、それらを無力化するように働く「抗体」と呼ばれる免疫物質が数多く含まれている。

なかでも中核的存在として主体的に働いているのが「ＩｇＡ」という抗体で、酪酸は、このＩｇＡ抗体を増やす働きを持っている。

つまり、腸のなかで酪酸が十分に足りていると粘液内のＩｇＡ抗体が増えて免疫力はアップする。だが、酪酸が足りないとＩｇＡ抗体も減少して、結果、腸粘膜の免疫力が下がって病気にかかりやすくなってしまうというわけだ。

さらに酪酸には、コロナウイルス感染症の重症化の一因となっている免疫細胞の暴走（サイトカインストーム）を予防する「制御性Ｔ細胞（Ｔレグ細胞）」をつくる働きや、体内に侵入した病原菌を食べて消化・殺菌する「貪食《どんしょく》細胞（マクロファージ）」の抗菌力を高める働きもある。

また感染症だけにとどまらず、がんの発生を抑制したり、ヒトががんになっても抗がん剤の効きを高め、生存率を高める（肺がん、腎臓がん）といった驚きの効果があることもわかっている（「ミヤBM」という酪酸菌製剤で「クロストリジウム　ブチリカム」という酪酸菌が含まれている）。

免疫力を高めて病気から守り、罹患《りかん》してもその回復をサポートしてくれる。私たちが健康な毎日を送ることができるのも、腸内に棲む酪酸菌と、酪酸菌がつくる酪酸の活躍があればこそ、なのだ。

腸と酪酸と免疫機能については第3章で詳しく解説しているので、そちらを参照していただきたい。

「食物繊維で酪酸菌を増やす」これが腸活の第一歩

腸内フローラの健康に重要な役割を果たす酪酸だが、酪酸をつくり出せるのは酪酸菌だけ、というのが玉にキズともいえる。そのため、酪酸を増やすには腸のなかで酪酸菌を増やすしかない。酪酸菌を増やして、酪酸をたくさんつくらせるしかないことになる。

ただ酪酸菌自体、一般的な食品にはほとんど含まれていないのだ。強いて挙げるなら、台湾の名物として知られる「臭豆腐《しゅうどうふ》」くらいのもの。さすがに毎日の食卓に臭豆腐、というのは無理がある。酪酸菌を直接食事から摂取するのはかなり難しいと考えたほうがいいだろう。

ならばどうするか。外から新たに取り入れるのが難しいなら、すでに腸のなかにいる酪酸菌を活性化して増やせばいい。腸内細菌のエサとなる食べ物を食べて腸内細菌を〝育てる〟――これを医学用語で「プレバイオティクス」と呼ぶ。具体的には、酪酸菌のエサとなる「水溶性の食物繊維」を多く含む食材を日常的に食べて、腸内の酪酸菌を〝育てて増やす〟作戦がもっとも効率的といえる。水溶性の食物繊維を多く含む、主な〝酪酸菌の好物〟には次のような食材が挙げられる。

・海藻類（ワカメ、昆布、ヒジキ、海苔など）
・穀類（もち麦、ライ麦パン、玄米など）
・野菜（長いも、ごぼう、トマト、大根、人参、きのこ類、ブロッコリー、かぼちゃ、オクラ、ピーマン、れんこん、ほうれん草など）

・果物（アボカド、りんご、プルーン、バナナなど）

なかでも海藻類は含まれる食物繊維も多く、入手も楽で保存も効くと、いいことだらけの食材といえる。酪酸菌が多い人がよく食べているメニューは「みそ汁」である。みそ汁をとろう。

こうした〝酪酸菌が喜ぶ食材〟を積極的に食べることで、腸内で酪酸菌を活性化させること、しっかり酪酸をつくらせる。腸活の第一歩は、まずここから始めてほしい。

図1－5　酪酸菌を増やす食事

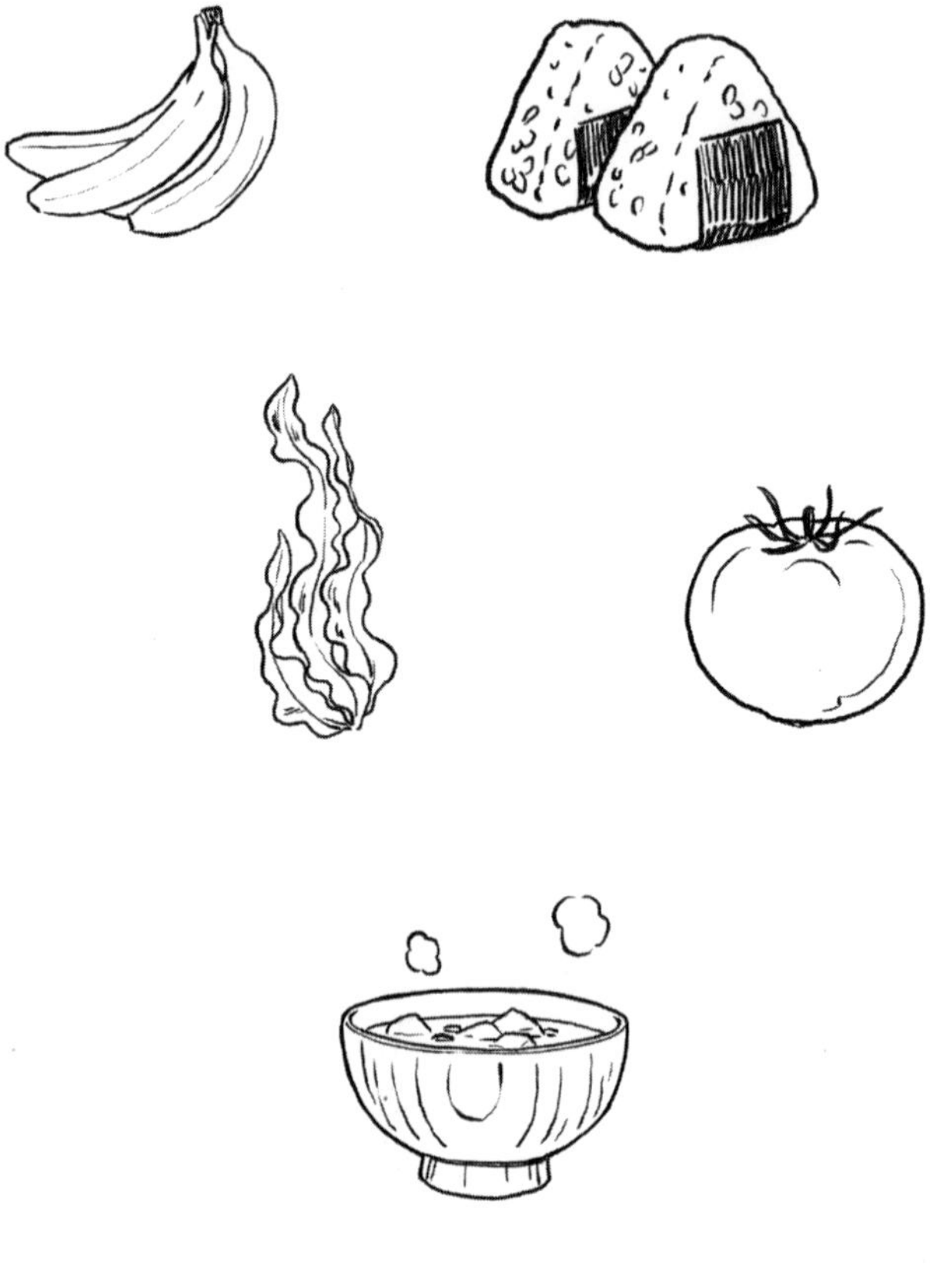

第2章

現代人が直面する
3つの国民的
「腸トラブル」

「異常なき腸不調」という現代病

その不調、気のせいではなく「機能性」

医療の分野において、21世紀は「機能性疾患の時代」といわれている。と聞いてもピンと来ないかもしれないが、ぜひ覚えておいていただきたい。

一般的な病気は、次の2種類に大きく分類されている。

ひとつは「器質性《きしつせい》の疾患」で、これは炎症やポリープ、腫瘍《しゅよう》やがんなど一般的な検査によって異常が認められる病気のことだ。つまり「臓器や器官に、目で見てわかる異常がある病気」を指す。

そしてもうひとつが「機能性疾患」だ。器質性とは逆で、「目で見てわかる異常がない病気」のことである。痛みや体の不調などの自覚症状があるにもかかわらず、レントゲンやＭＲＩ、内視鏡検査などの一般的な検査を受けても何も異常が見つからない。こうした病気を機能性疾患と呼ぶ。

調子が悪くて病院に行っても、検査で異常がない。医師からは「気のせい」「何ともない」「大丈夫でしょ」といわれる。でもやっぱり、調子が悪くてツライ――。

こんなとき、「深刻に考えすぎかも」とか「神経質すぎる性格がよくないのか」などと自分を責める必要はまったくない。その不調は「機能性疾患」というれっきとした病気なのだ。「キノセイ（気のせい）」ではなく「キノウセイ（機能性）」なのである。

なかでも胃や腸などの消化器官に表れる機能性疾患を「機能性《きのうせい》消化管障害《しょうかかんしょうがい》」という。機能性消化管障害の代表には胃の不調（胃痛や胃もたれなど）が現れる「機能性ディスペプシア」や、腸の不調（腹痛や下痢・便秘、おなかの張りなど）が現れる「過敏性《かびんせい》腸症候群《ちょうしょうこうぐん》」がある。こちらについては次項で詳しく解説する。

原因は明確には解明されていないが、指摘されているのは腸と脳の関係（脳腸相関《のうちょうそうかん》）や腸内細菌の異常だ。具体的には、精神的ストレスによる自律神経の乱れ、胃や腸内環境や腸内フローラの悪化などが関係していると考えられている。

現代社会においてはこの機能性消化管障害が激増しており、今や世界の全人口の40・7パーセントがこの病気で苦しんでいることがわかっている。「検査で異常のないおなかの不調」に悩んでいる人が、世界中にたくさんおり、地球規模の健康問題といえる。機能性疾患という「異常なき不調」は、まさに21世紀の現代病といえるだろう。

医者が陥る「内視鏡信仰」

消化器病学の世界でも、機能性消化管障害は21世紀に取り組むべき重要な課題とされている。これまで異常のないおなかの不調は「気のせい」とスルーされ、「大丈夫」と見過ごされがちだったが、「病気としてきちんと治療が必要である」という考えが主流になってきたのだ。

これまで機能性消化管障害が軽視されがちだった背景には、消化器専門の医師がとらわれがちな「内視鏡信仰」という心理が影響している。

序章でも触れたが、現在では内視鏡技術の進歩のおかげで、腸内のより精密な視覚化が可能になってきている。ブラックボックスといわれた小腸の中まで〝目が届く〟ようになってきたことも、消化器病学に携わる医師たちに驚きと感動をもたらした。これにより消化器病学の分野では「肉眼で見て診断できる病気の発見」への注目が一気に高まった。

もちろん、そのこと自体は歓迎すべき素晴らしいことだ。最新技術の内視鏡検査によってがんや潰瘍性大腸炎《かいようせいだいちょうえん》などの炎症性腸疾患の発見率が向上してきたことは間違いない。

ただ一方で、「内視鏡で見えたものだけが病気」と認められ、最新の内視鏡でも何も見つからなかったら「病気じゃない。気にするな」と診断されて適切な処置を受けられないというケースが生じやすくなっている側面もある。

胃腸の診察において内視鏡での検査はとても重要だが、やはりそれだけではわからないこともたくさんある。にもかかわらず内視鏡による所見だけに頼って、内視鏡には映らない〝病巣〟に目が届かなくなってしまう。

こうした内視鏡信仰が、患者さんを不安にさせるだけなく、陰に潜んでいる重大な病態の発見を遅らせてしまうこともあるのだ。

もちろん内視鏡の検査結果はあくまでも判断材料のひとつと考えて、患者さんとしっかり向き合って診察してくれる優れた医師もたくさんいる。ただ残念ながら、内視鏡信仰にとらわれて検査での「異常のあるなし」だけに意識が向いてしまっている医師もいるのが現実だ。

たとえ目に見える異常がなくても、実際に自覚症状が出現しているなら、その症状を引き起こす真の原因を見つけて、改善するための道筋を探す――。「異常なき不調」という現代病と向き合うには、医師側の意識改革も必要なのだと自戒を込めて思う。

未来の医学の教科書の中身は、目の前の患者さんの声の中にあるのだ。

実際、私は他院で「何ともありません」といわれて困って当院を受診した患者の中に、「好酸球性胃腸炎」をたくさん診断している。これは胃・大腸内視鏡では目で見て認識しがたい胃腸炎で、生検（組織を摂取すること）して顕微鏡で見るとはじめて診断できる病気だ。多くは慢性的な下痢で苦しむが、過敏性腸症候群と誤診されていることが多い。後述する「小腸内細菌増殖症（SIBO《シーボ》）」という病気も同じく誤診されていることが多い病気だ。小腸の中で過剰に腸内細菌が増殖し、これが、ガスをつくり出すため、患者はおならやおなかの張り、腹鳴（ゴロゴロする）で悩む。ガスは当然内視鏡では見えない。ただ目には見えないガスを「診る」ことで患者を救うことができる。

フランスの小説家サン＝テグジュペリは、「本当に大切なものは、目に見えない」と「星の王子さま」という童話の中でいっているが、これは医療の世界でも至言といえる。

腸トラブル①
過敏性腸症候群《かびんせいちょうしょうこうぐん》（IBS）

日本人の7人に1人が悩む「国民的腸疾患」

「すぐおなかが痛くなる」「いつもおなかの調子が悪い」——こんなフレーズが口癖のようになっている人は多い。みなさんも日常会話でよく耳にするのではないだろうか。いや、あなた自身がこの言葉をよく口にしている当事者かもしれない。

今、何らかのおなかの不調や不具合を抱えている人は、日本人の全人口の14パーセント、約1700万人にも及ぶとされている。そしてその多くを占めているのが、「過敏性腸症候群（IBS = irritable bowel syndrome）」だ。消化器科を受診する人の31パーセントがこのIBSだともいわれている。

また、日本だけでなくアジア全体においても全人口の9・6パーセントがIBSの症状を抱えている。IBSもまさに、地球規模の健康問題に発展しているといえよう。

前述したようにIBSは「機能性消化管障害」のひとつだ。慢性的な腹痛や便通異常（下痢や便秘）があっても、内視鏡などの検査では異常が見当たらないという、とてもやっかいな病気である。

そうした特性からか、IBSの患者さんにはつらい症状があっても我慢して、ひとりひそかに悩んでいるケースが非常に多い。IBSの場合、おなかの不調で病院の診察を受けるという人は全体の25パーセント程度で、あとの75パーセントは調子が悪くても病院に行かないというデータもある。その人たちは「Non-patient IBS＝〝患者ではない〟過敏性腸症候群」とも呼ばれている。

病院に来る人が氷山の一角ならば、その水面下でははるかに多くの人たちが悩んでいることは想像に難くない。

最近、ある女性 YouTuber が自らのIBSをカミングアウトしたと報じた YAHOO

ニュースの記事に、あっという間に1500件超のコメントが集まったことが話題になった。その多くが、「私も悩まされている」「私もかつて苦しんでいた」といった共感の声だったという。人に話したり病院で診察を受けたりしなくても、匿名で悩んでいる人がたくさんいるということだ。

「異常なき腸の不調」はまさに現代の国民病。今や、「石を投げればIBSに当たる」といっても過言ではない状況になっているといっていいだろう。

腸は「ストレス」が大の苦手

「大事なプレゼンの直前は、いつもおなかが痛くなる」「苦手な上司の前に出ると、決まって腹具合が悪くなる」「週末や休日は元気なのに、出社しようとすると急におなかを下す」――そんな経験はないだろうか。

IBSの原因については実はいまだに明確にはわかっていない。さまざまな複数の要素が関連していると考えられているが、なかでも古くから重要視されているのがこうした「精神的なストレス」だ。

緊張や不安、悩みや焦りなどの精神的ストレスという刺激に腸が過敏に反応しておなかの調子が崩れ、腹痛や下痢、便秘といった排便のシステム異常が引き起こされる。冒頭のような〝ここぞ〟の緊張する場面や、ストレスを感じて気が重くなる状況に身を置くと途端におなかの調子がおかしくなるのは、ＩＢＳの典型的な症状といえる。

よく「緊張で胃が痛くなる」「ストレスで胃に穴があく」などというが、同じように腸もまたストレスが大の苦手で、直接的なダメージを受けやすい。そのダメージがもっとも顕著に現れるのがＩＢＳなのだ。


序章でも解説したが、腸と脳とは自律神経系や血流による情報伝達によって密接な関係を築いている（脳腸相関）。そのメカニズムを考えれば、「脳がストレスを感じたら腸の機能に問題が生じる」という一連の流れも人体にとっては自然に起こりうることだ。（腸と、脳やメンタルについては、第４章でも解説する）。

さらに脳腸相関があるがゆえに、ＩＢＳの症状に悩んでいること自体がストレスになって症状がさらに悪化するという悪循環に陥りがちなのもＩＢＳの特徴のひとつだ。

ストレスで腸が不調になる。その腸の不調を脳がストレスに感じて、腸はさらに不調の深刻度合を増す――この〝負のループ〟がＩＢＳの患者さんをより一層悩ませ、苦しめているのである。

過敏性腸症候群、その傾向と症状

幅広い年齢層で見られるＩＢＳだが、とくに多いのは学生から若いビジネスパーソンまでを含む10代から30代の若年層だ。感受性が強いうえに受験や就職など生活環境が変化する機会も多く、何かとストレスを感じやすい年代ゆえと考えられる。

だが一方で、定年による第二の人生や老後の生活のなかでストレスを受けやすい高齢者の世代にもＩＢＳに悩む人が少なくない。

老いも若きもストレスと無縁では生きられない現代社会、いくつになっても腸の不調はあなたのすぐそばに潜んでいるといえるだろう。

またIBSは、現れる便通異常によって「下痢型」「便秘型」「混合型」の3タイプに分けられる。

下腹部がキューッと収縮して強い痛みを感じ、便意を催してトイレに駆け込むと、泥や水のような便が出るのが「下痢型」だ。

腹痛と便意の〝ダブル急降下攻撃〟にさらされるが、便を出しきってしまうと症状が落ち着く。若い男性によく見られるのも特徴で、テレビのバラエティ番組『アメトーーク！』（テレビ朝日）の過去の人気回「おなかピーピー芸人」に集まった芸人さんたちは、まさにこのタイプだった。

一方、若い女性に多いのが「便秘型」だ。週に3日以上も便通がないことが多く、ときには頭痛や吐き気、頭重感《ずじゅうかん》（頭が重いと感じる症状）などの症状が併発することもある。便秘型の場合も、出なかった便を出しきってしまうと症状は落ち着く。

そして下痢と便秘を交互に繰り返すパターンが「混合型」になる。便秘かと思えば下痢になり、下痢になって下痢止め薬を飲んだら逆に便秘になった――というように腹具合に振り回されやすいのがこのタイプの特徴だ。

さて、ＩＢＳによる便通異常には「男性には下痢が多く、女性には便秘が多い」という男女差があることは説明したとおりである。では、トータルでの男女における発症比率には違いがあるのだろうか。

結論からいえば、ＩＢＳの男女比は「約１：３」で女性に多いことがわかっている。このため古くは「ＩＢＳは女性の病気」だと医学書に記述されたことがあるくらいだ。一般的に女性は男性と比べて筋力が弱く、腸のぜん動運動も弱くなりがちになる。そのため男性よりもおなかが張ったり、便秘になったりしやすくなる傾向があるのだ。

さらに女性ホルモンが腸管の運動や知覚に関係しているのも、ＩＢＳが女性に多い理由のひとつである。生理前後におなかの不調を感じやすいのもその影響のためだ。

もしかしたら自分も過敏性腸症候群かもしれない——そう思い当たる人は、以下に挙げた条件を確認してほしい。

①腹痛や腹部の不快感が１カ月に２回以上繰り返される
②排便するとおなかの不調の症状がやわらぐ

③腹痛時の便の回数が増減する（増：下痢、減：便秘）

3つに当てはまる人は過敏性腸症候群である可能性が高いと自覚して、食生活や生活習慣に気を配り、腸内環境の改善に取り組んでいただきたい。

（※注）ＩＢＳの診断基準のローマⅣでは、いくら腹部不快感があっても「腹痛がないとＩＢＳではない」と厳格化されてしまい、臨床実地の場にそぐわない面がある。

胆汁、細菌、ウイルスもＩＢＳの原因になる

ＩＢＳにおける下痢や便秘の原因のひとつはストレスなのだが、そのほかにも別の複数の要素が関係している場合も多い。

ひとつ挙げられるのは「胆汁」が関係しているケースだ。胆のうから分泌される胆汁は、十二指腸に分泌されて消化物を分解した後、小腸の終わり、つまり末端部の部分で再吸収されて残りは大腸に流れ込んでいく。

胆汁には大腸を動かして便意を生む〝天然の便秘薬〟のような作用があり、通常は適量によって正常な排便を促している。

ところが小腸での再吸収が悪く、大腸に過剰に流れ込むと下痢を起こしやすくなり、逆に小腸で吸収されすぎると胆汁が大腸に行き渡らず、便秘になってしまうのだ。

小腸で行われている胆汁の吸収の過不足が生じることによって、胆汁による腸管のぜん動運動調節作用が正常に機能しなくなることが便通異常を引き起こしているのである。

さらに、「細菌やウイルス」というファクターが関係していることもある。このケースは近年、消化器病学の世界でも注目されているものになるが、どういうことなのか。

これは、サルモネラ菌やカンピロバクターなどによる「細菌性の腸炎」や、ノロウイルスなどによる「ウイルス性の腸炎」にかかった人が、その後にIBSになるというケースだ。実際、食中毒などによる「感染性腸炎」に罹患《りかん》した人の約30パーセントが、回復後に過敏性腸症候群になったことがわかっている。こうしたケースは「感染後過敏性腸症候群」と呼ばれ、ほとんどは「下痢型」の症状を示す。

なぜ、感染性腸炎の後にＩＢＳになりやすいのか。メカニズムを説明しよう。私たちの体はウイルスや細菌に感染すると、それを攻撃する「抗体」をつくる。実はある種の細菌（カンピロバクターなど）の菌体と、人間の神経の一部の構造はよく似ているため、抗体が細菌と勘違いして、腸管の神経を攻撃してしまうという現象が起こる。

すると腸管の動きを司る神経に障害が発生。抗体の攻撃を受けた神経は炎症を起こし、腸の細胞は腸管の動きを活性化する「セロトニン」を過剰に分泌するようになるのだ。セロトニンによって腸がよく動くのは悪いことではないが、活発になりすぎると消化物の水分が腸で吸収される前に、下痢の状態で体の外に出てしまう、というわけだ。

「異常なしだからＩＢＳ」と決めつけない

おなかの調子が悪いけれど、病院に行っても「どこも悪くない」といわれる。でも不調が続くからと別の病院に行ってもやはり同じように「異常なし」――。

最終的に医師から「ＩＢＳです」と診断され、とにかくがんやほかの病気でなくてよかったとホッとする――。

「もう内視鏡検査は受けなくていいや。検査したって毎回異常はないのだから」――。

でもちょっと待ってほしい。というのも、最初の内視鏡検査ではまったく異常がなかったのに、しばらく後に再検査したら今度は明らかに器質性（異常のある）疾患の所見が見つかったということがままあるからだ。

腸における器質性消化管障害には、潰瘍性大腸炎《かいようせいだいちょうえん》やクローン病といった炎症性腸疾患が挙げられるが、これらの疾患には「前駆期間《ぜんくきかん》」と呼ばれる前兆時期がある。そしてそのときに、ＩＢＳに似た症状を呈することが多くあるのだ。

継続的なおなかの不調で10年近く悩んでいたものの、検査では異常が見つからず、そのたびにＩＢＳといわれ続けてきた人が、あるとき突然下血《げけつ》（肛門から血が出ること）して、改めて内視鏡検査を受けたら「クローン病」と診断された――。こうしたケースは決して少なくない。

だがこれは医師の見落としではない。実は、異常なしだった10年間はクローン病の前駆期間だったのだ。クローン病の前駆期間は平均で約7年といわれていて、内視鏡でそれと判断できる明確な異常が出るまでは下痢や腹痛などの症状が現れる。そのため初期段階での発見や断定が非常に難しい。

また大腸粘膜に潰瘍《かいよう》やびらんができる潰瘍性大腸炎も、平均1年未満とクローン病に比べれば短いが、やはりＩＢＳと似た症状が出る前駆期間があるケースが多い。

つまり今の「異常なし」が、そのままずっと続くとは限らないということだ。おなかの不調があるのなら、たとえ検査で「異常なし」が続いても定期的に診察や内視鏡検査を受けておくことを勧める。あるときの検査で突然、重大な病気が見つかることもある。「現在の内視鏡で異常なし＝すべてＩＢＳ」ではないことも覚えておいてほしい。

腸トラブル②
小腸内細菌増殖症（SIBO《シーボ》）

小腸の腸内細菌が異常増殖する!?

「ＳＩＢＯ」――多くの人にとって聞き慣れない言葉だと思うが、腸の健康を語るうえでとても重要であり最近とくに注目されているキーワードとなっている。

正式には「小腸内細菌増殖症（Small Intestinal Bacterial Overgrowth）」といって、その名のとおり、小腸のなかで腸内細菌が異常増殖してしまう病気である。

前述したように、１００兆個もあるといわれる腸内細菌のほとんどは大腸に生息していて、小腸にはほんのわずか（1万個程度）しか存在していない。ところが腸内環境の乱れによって小腸内の細菌が爆発的に増殖し、通常の10倍以上の数に膨れ上がってしまうことがある。それがＳＩＢＯだ。

その原因はいくつか考えられる。最初に挙げられるのは「小腸の運動機能の低下」だ。小腸のぜん動運動や消化機能が弱まってくると、小腸内に消化しきれない残りカスが残りがちになる。それをエサにして細菌が増殖してしまうのだ。

また小腸の出口（回腸と盲腸のつなぎ目、つまり大腸の入口）にある「バウヒン弁（回盲口）」の締まりが悪くなり、大腸から小腸に腸内細菌が〝逆流〟することで小腸内の細菌が増えるケースもある。

腸が苦手としているストレスも原因のひとつ。もともと小腸の動きは非常にすばやい。しかし、ストレスがもとで小腸の動きが低下すれば、動きの悪くなった小腸の壁に細菌がとりついてコロニーを作り、細菌が増殖してしまうのだ。

このようなさまざまな原因によって、本来少ないはずの腸内細菌が増えすぎ、細菌がつくり出す大量のガスや過剰な短鎖《だんさ》脂肪酸《しぼうさん》によっておなかの調子が悪くなってしまうのだ。

腸内フローラは構成する腸内細菌のバランスが重要だと前述したが、それは数の面でもいえることだ。あるべき場所に必要な数だけ存在するのがベストで、少なすぎても多すぎても腸にはマイナスに働いてしまう。腸内細菌は「適数適所」であるべきなのだ。

また、腸内細菌には住所が大切である。ビフィズス菌や酪酸菌《らくさんきん》は酸素を嫌うため、酸素が少ない大腸に棲んでいる。それに対して、乳酸菌は酸素があっても生きていけるので小腸に棲《す》んでいる。たとえ善玉菌であっても、本来いるべきでない小腸で増えれば悪さをし、SIBOを生むということだ。

「SIBO」と「IBS」は似た者同士

SIBOには下痢や便秘などのさまざまな症状があるが、とくに特徴的なのがおなかの張り（腹部膨満感《ふくぶぼうまんかん》）だ。異常増殖した細菌が消化物の残りカスや発酵性の糖質（FODMAP《フォドマップ》、こちらについては後述する）を発酵させることで小腸内に過剰なガスが発生し、おなかの張りや違和感、不快感となって現れるのだ。少し食べただけでおなかがパンパンに張ってしまうといった症状を訴える人も多い。

ガスの発生が肛門に近い大腸で起きれば、そのガスは「おなら」として体外に排出できる。胃でガスが発生しても「げっぷ」として出すことができる。ところが大腸からも胃からも遠く離れたにある小腸の場合、肛門からも口からも遠いため、ガスが溜まっても容易におならやげっぷで排出できない。そのため腸内に溜まって「おなかの張り」になってしまうのだ。

SIBOには「下痢型」と「便秘型」という2つのタイプがある。その大きな違いのひとつが、このおなかの張りの原因となるガスの種類なのだ。

下痢型のSIBOで小腸内に発生しやすいのは「水素ガス」だ。増殖しすぎた腸内細菌が発酵性の炭水化物（FODMAP）を過剰に発酵させていることで、大量の水素が発生し、それが下痢を引き起こす原因になる。

一方、便秘型のSIBOは腸内での「メタンガス」の過剰発生が原因になる。

腸内に「古細菌《こさいきん》」というアーキア（単細胞生物）が生息している人がいる。古細菌は腸内細菌が炭水化物から生成した水素をエサにしてメタンガスを発生させる性質を持っている。そのメタンガスには腸のぜん動運動を抑制する作用があるため、大量発生すると消化物が腸内にとどまりやすくなり、結果、便秘になるというわけだ。

米国にはメタンガス過剰のためにひどい便秘になる人が多く日本人には少ないと考えられてきたが、私のクリニックで検査を行うと日本人にもメタンガス型のＳＩＢＯによって便秘になっている人が相当数見つかる。

ちなみに、古細菌には代謝を落とし、血糖値や悪玉コレステロールを増やす作用があるため、腸内に古細菌が多く、メタンガスによる便秘型のＳＩＢＯの人は肥満やメタボになりやすいといわれている。一方、下痢型ＳＩＢＯの人は腸内での栄養吸収がスムーズに行われないため、やせ型の体型になりやすい。

下痢に便秘、腹痛におなかの張りといった自覚症状がある。にもかかわらず、内視鏡検査をしても異常が見つからない。ＳＩＢＯの特徴を挙げてみると、ＩＢＳ（過敏性腸症候群）と非常によく似ていることがわかる。つまり、ストレスによる「不腸」だと思っていたら、そうではなく、小腸での腸内細菌の増殖が原因だったということがよくある。

実際、統計によってバラツキはあるが、ＩＢＳと診断された患者の8割近くがＳＩＢ

0だった、もしくはSIBOを併発していたことがわかっている。少なくともIBSの3分の2にはSIBOが合併している。

IBSとSIBO、この似た者同士の機能性消化管障害には何らかの関連性があるのだろうか。「IBSによる腸内フローラの乱れがSIBOを引き起こす」「SIBOによる腸内細菌の増殖がIBSの引き金になる」のように、お互いの病気を誘発し合っている（お互いがもう一方の先行疾患になっている）と思われる。

ただ、疾患としてのSIBOの重要性が医学界で議論され始めたこと自体、ごく最近のことである。SIBOは、おなかの症状だけに関連するわけではなく、心不全、肝不全、腎不全など、全身の病気の背景に広く存在する、実はすそ野の広い疾患であることが次第にわかってきているのだ。

腸活がSIBOを悪化させる!?

ヨーグルトなどの発酵食品や食物繊維が豊富な食材は、腸内フローラを整えてくれる

「腸活食」の代表格とされている。事実、こうした食事を取り入れることで、おなかの調子が改善される人も大勢いる。

ところが逆に、これらの腸活食を食べるとおなかの調子が悪くなってしまう人がいる。その人はＳＩＢＯになっている可能性があると考えられる。「私もそうだ」と思い当たる節がある人は注意して読み進んでほしい。


前述のとおり、ＳＩＢＯとは小腸の腸内細菌が爆発的に増殖する病気のことだ。その病気になっている人が善玉菌の入ったサプリメントや発酵食品や食物繊維を食べたらどうなるか。腸内細菌が激増しているところに、外からさらに細菌を追加投入することになる。もしくは増殖中の腸内細菌を喜ばせるエサを投入することになる。これでは〝火に油を注いで〟腸内細菌の増殖を後押ししているようなものだ。

たとえ体にいい善玉菌であっても〝マシマシ〟に増やしすぎるのは、ＳＩＢＯで苦しんでいる腸にとって逆効果なのだ。

ＳＩＢＯとは腸活にいいもの、おなかにいいものを食べるとかえって症状が悪化してしまうという、「患者の常識のウラをかいてくる病気」なのである。

「はじめに」で述べた友人の教授もＳＩＢＯであった。

そもそも腸活とは、腸が健康な人がその状態を維持するために取り組むものである。不調のない正常な腸の持ち主ならば、腸活食を取り入れて善玉菌を摂取することで腸内環境がより整えられる。だが腸に不調がある人――ＳＩＢＯやＩＢＳで下痢や便秘などに悩んでいる人――の場合、腸活食は極力避けるべきなのだ。

腸活自体はいい習慣なのだが、「腸にいい、おなかにいい」が当てはまるかどうかは「自分の腸の状態次第」。腸活をしてみたらかえって悪化したという人は、常識の落とし穴にハマっていないか、第５章を参考にチェックしてみる必要がある。

腸トラブル③ リーキーガット症候群

弱った腸粘膜から異物が〝漏れる〟

健康な腸は体に必要な栄養素だけを吸収し、それ以外の異物や不要物は取り込まないように腸粘膜がバリアとなってブロックしている。腸粘膜の上皮細胞同士がすき間なくガッチリとスクラム（医学用語でタイトジャンクションと呼ばれている）を組んで、異物の侵入を防いでいると想像すればわかりやすいだろう。

ところが、ＩＢＳ（過敏性腸症候群）やＳＩＢＯ（小腸内細菌増殖症）によって腸内環境が悪化すると、腸粘膜がダメージを受けて劣化し、バリア効果が弱まってしまう。

例えばＳＩＢＯで小腸に大量のガスが発生し、膨らんだり萎んだりを繰り返していると、腸の粘膜がその負荷に耐えられずに傷んできたりするわけだ。

そうしたダメージを受け続けると上皮細胞同士のつながりが弱まり、強靱《きょうじん》だったスクラムが崩れてくる。すき間なくくっついてバリアをつくっていた細胞と細胞の間がスカスカになってすき間ができてくるのだ。

そしてそのすき間は、ＬＰＳ（リポポリサッカライド）という腸内細菌が生成する毒素や有害な病原菌、ウイルスなどの異物にとって絶好の侵入口になる。通常ならばバリアに弾かれる「体によくないもの」がスカスカになった腸粘膜のすき間を通過して血液の中に侵入すると、さまざまな体の不具合が引き起こされる。

こうした腸粘膜のバリア機能に異常が生じて〝腸漏《ちょうも》れ〟のようになった状態を「リーキーガット（漏れやすい腸）症候群」と呼ぶ（リーキーは「Leaky 漏れる」、ガットは「Gut 腸」の意味）。正式な医学用語では「腸粘膜透過性亢進」という。実際ＩＢＳの人は下痢型でも便秘型でもこの腸粘膜の透過性の亢進があることがわかっている。

リーキーガット症候群になると毒素やウイルス、細菌そのもの、さらにアレルゲンや未消化たんぱく質などの異物が腸から侵入し、血液を介して体内に拡散され、あちこち

図2—1　リーキーガット症候群とは

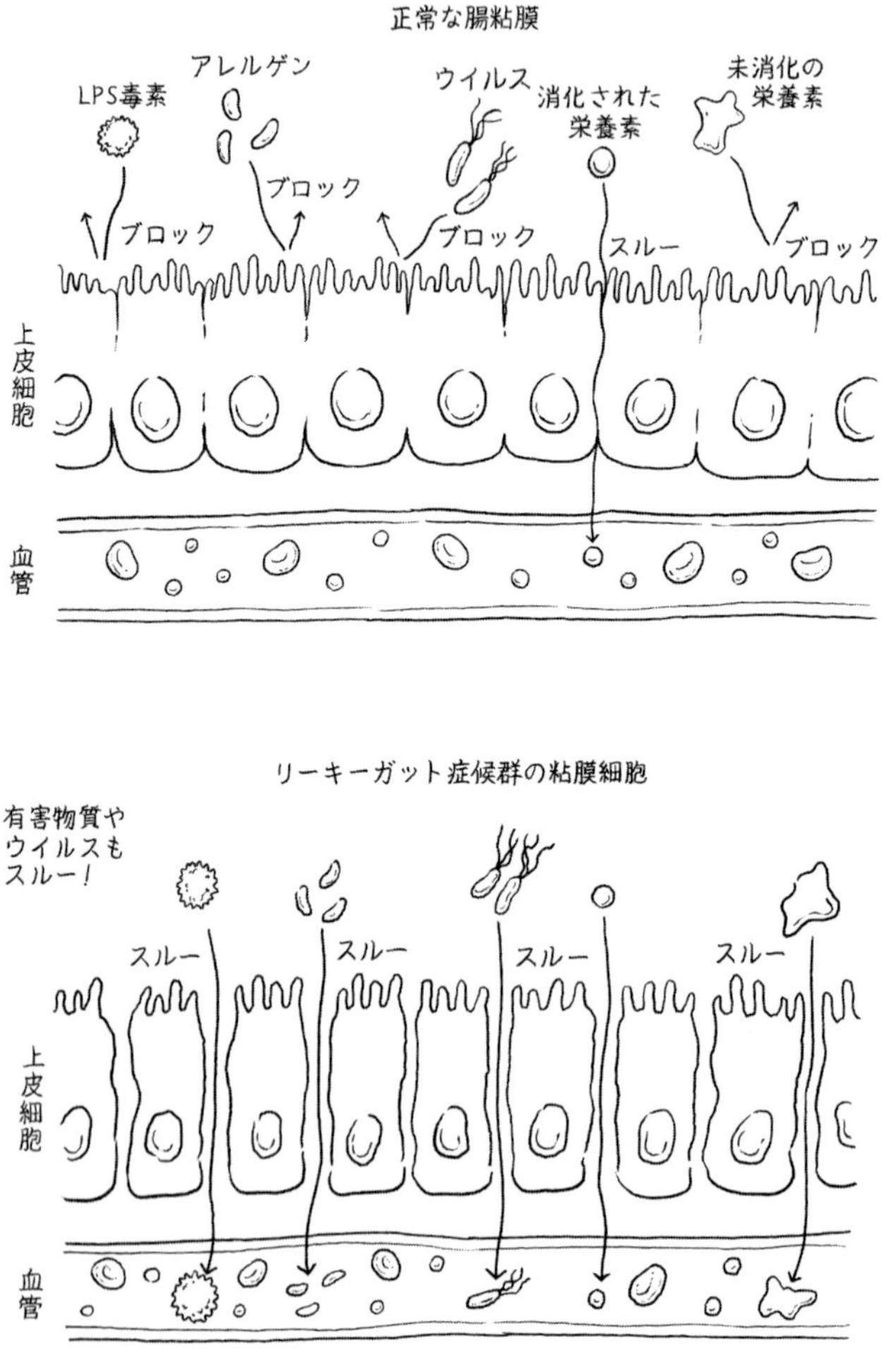

で〝悪さ〟をし始める。そのため、腹痛や下痢、便秘といったおなかの不調だけでなく、免疫力が低下して全身でアレルギーや感染症などを発症しやすくなるのだ。

また、前出の腸内でつくられる毒素であるＬＰＳなどが血中に漏れると、脳腸相関によって脳にも影響が及び、統合失調症などの精神疾患や認知症、パーキンソン病といった病気にもなりやすくなる。リーキーガット症候群になると肝臓にＬＰＳが達して、非アルコール性脂肪肝炎（ＮＡＳＨ）を起こし、肝硬変や肝臓がんを引き起こすこともある。

このように、腸内環境の乱れは腸粘膜のバリアを〝穴だらけ〟にして、あらゆる病気の疾患リスクを引き上げてしまうのだ。

「食」で腸粘膜の劣化を防ぐ

リーキーガット症候群を防ぐには当然、ＩＢＳやＳＩＢＯを予防するなどの腸内環境の改善が不可欠だが、加えて腸粘膜への直接的な働きかけによって「バリア機能の劣化を抑え、改善する」という方法もある。具体的には、食習慣を見直すことで腸粘膜の改善を図ることが重要なアプローチになる。

ここでは意識すべきポイントに、①果糖（フルクトース）を控える、②油を変える、③抗酸化作用のある食品を摂る、④酪酸菌を増やす、の4つを挙げておこう。

①の理由はシンプル。リーキーガット症候群を引き起こす食物成分の筆頭が「果糖」とされているからだ。

果物やジュースなどに含まれる果糖には、腸粘膜の透過性（漏れやすさ）を亢進する（高める）作用がある。さらに果糖はすぐに肝臓に蓄えられるため、過剰摂取すると脂肪肝や肝炎の原因にもなる。

果糖ブドウ糖液糖が入った甘い清涼飲料水をよく飲む人は、とくに注意が必要だと心得てほしい。

②の「油」については、生活習慣病の予防効果で話題の「オメガ3系」の不飽和脂肪酸（青魚に含まれるＤＨＡやＥＰＡ、エゴマ油やアマニ油など）を摂ることをおすすめ

する。オメガ3系の油には小腸の炎症を抑える効果があることがわかっている。逆に腸の炎症を悪化させる恐れがある大豆油やサフラワー油、コーン油やひまわり油などのオメガ6系の脂肪酸は避けたほうがいい。

そして、抗酸化作用のある緑黄色野菜を摂《と》ることで腸の炎症を抑え、漏れやすい腸の状態を改善するというアプローチが③になる。

最後の④だが、第1章で解説した「酪酸」がリーキーガット症候群を改善することがわかっている。というのも、腸漏れ状態になっている腸粘膜に酪酸を与えたところ、上皮細胞同士のスクラム（タイトジャンクション）が強化されてスカスカの腸粘膜が復活し、バリア機能が回復したという研究報告があるのだ。

この実験では短鎖脂肪酸のなかでもこの作用があるのは酪酸だけで、酢酸やプロピオン酸では効果が見られなかったという。

つまり、腸内に酪酸を増やす（酪酸を生成する酪酸菌を活性化する）食品を摂るようにすることで腸漏れの予防や、ダメージを受けた腸粘膜の再強化が期待できるというわけだ。ただし、酪酸菌を元気にする食品については、ＳＩＢＯやＩＢＳを悪化させる食品（高ＦＯＤＭＡＰと呼ぶ）も含まれるため少し注意が必要だ。高ＦＯＤＭＡＰについては第５章で説明する。

食習慣に目を向けて腸をダメージから守り、正常な働きを保つ――リーキーガット症候群の予防・改善だけでなく、腸全体の健康のためにはこうした意識が欠かせない。

食習慣と腸の健康については第５章、第６章でも触れているので、そちらも併せて読んでいただきたい。

第3章

免疫力や筋力アップ、カギを握るのは「腸」だった

免疫機能の中枢は「腸」にあり

●腸管免疫のメインステージ「パイエル板」

あの手この手で体内に侵入しようとするさまざまな病原菌やウイルスなどの異物をとらえ、撃退し、シャットアウトする働きを持つ「免疫細胞」。そのうち、全体の約7割が腸に集中して存在していることはすでに序章で述べたとおりだ。

腸は消化・吸収を行いながら、同時に免疫器官としての役割も果たしている。こうした腸の免疫機能は「腸管免疫《ちょうかんめんえき》」と呼ばれる。

とくに小腸の下部（回腸と空腸）の粘膜には「パイエル板」と呼ばれる独特な免疫器官が存在している。パイエル板の内部には樹状細胞（木の枝のような突起を持つ細胞。

図3－1　パイエル板

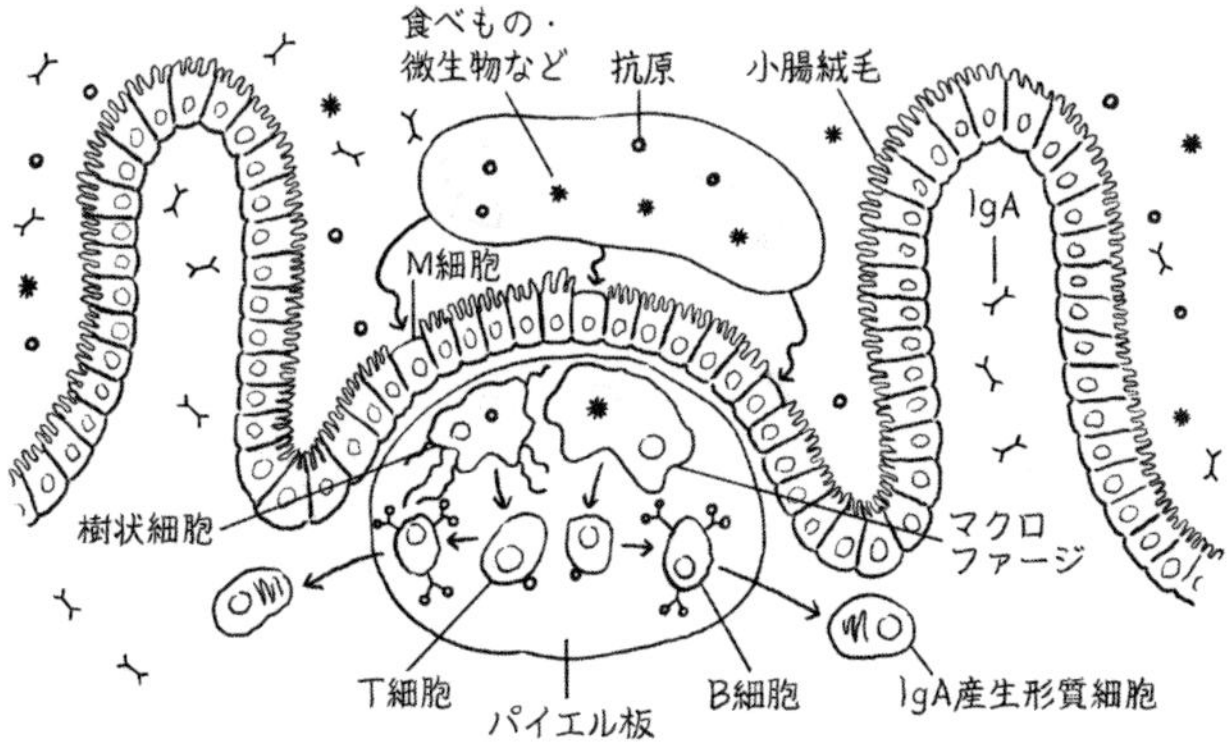

体内で異物を発見すると自分の中に取り込み特徴を把握する）やヘルパーT細胞（異物の情報を受け取り、ほかの免疫細胞の働きを調整する司令塔）、B細胞（抗体を作ったり異物を記憶したりする）などの免疫細胞が集中しており、ここが腸管免疫機能の中枢、メインステージとなっている。

「パイエル板に集う免疫細胞たち」によって展開される腸管免疫の大まかなメカニズムは、以下のとおりだ。

①腸内に病原菌などの異物が侵入する。
②パイエル板を覆《おお》っている上皮細胞に散在する「M細胞」という免疫細胞が反応して〝危険

信号〟を発信。同時に、異物をつかまえてパイエル板の内側に取り入れる。

③パイエル板内部ではM細胞の危険信号を受けた「樹状細胞」がスタンバイ。樹状細胞はM細胞が運び入れた異物を分析して「敵か味方か」を判別。その情報をヘルパーT細胞と呼ばれる免疫細胞に伝える。

④樹状細胞からの情報を受けたヘルパーT細胞は、抗体（異物を攻撃したり対外に排除したりするたんぱく質）をつくる免疫細胞（B細胞）に〝抗体製造&撃退指令〟を出す。

⑤指令を受けたB細胞が抗体を産生・分泌し、「敵」と判断された異物を撃退する。

このプロセスは、空港の保安検査所がパイエル板、その係員がM細胞、保安ゲートが樹状細胞と考えるとわかりやすい。

係員（M細胞）に預けられた怪しい荷物（異物）は、保安ゲート（樹状細胞）で「安全か、危険か」が識別される。

保安ゲートで「安全」と見なされたらそのまま通過（吸収）される。だが「危険」と判断されたら空港警察の幹部（ヘルパーT細胞）に連絡が行き、幹部は処理班（B細胞）

に解体道具を持ってこさせて荷物を処理（撃退）する。

――こんな感じになる。イメージしていただけただろうか。

こうした腸管免疫システムによる「保安検査」と、「外敵の撃退・侵入阻止」ミッションによって、私たちの体は有害な異物による悪影響を免れるしくみを持っているのだ。


さらに腸管免疫には、食事などで口から入ってくる「体に必要なもの」には過敏に反応せず、過剰な免疫反応を起こさない「経口免疫寛容《けいこうめんえきかんよう》」というシステムが働いている。

腸には毎日食べたものが大量に入ってくるが、免疫機能がこれらすべてを「異物」と認識して撃退してしまうと、体内にどのような栄養素も吸収することができなくなる。免疫機能が働きすぎると、かえって体によくないということだ。食物アレルギーもこうした免疫機能の過剰反応が引き起こす症状になる。

そうした事態を避けるため、腸管免疫には腸内に入ってきた異物を選別し、人体にとって有益なものについては免疫機能を働かせずに受け入れるというシステムが備わっているのだ。

免疫機能も四角四面で生真面目すぎると逆効果。１００パーセント厳格に異物を排除するのではなく、必要なものは受け入れる〝柔軟さ〟も持っている。これも人体の免疫機能の非常に優れた点といえるだろう。

小腸は免疫細胞の「研修センター」

外部から侵入した異物が「体にいいのか、悪いのか」、未知の侵入者が「敵なのか、味方なのか」の識別は、免疫細胞にとって非常に重要な仕事だ。前項でも触れたが、腸管免疫においてはパイエル板にある樹状細胞がそのミッションを担っている。

だが、そもそもなぜそんなことが可能なのだろうか。

実は人体の免疫細胞は、腸のなかで「異物の敵味方」を判別できるように〝教育〟を受けているのである。

腸内で教育を受けた免疫細胞たちが血液を介して全身に行き渡り、体内のあらゆる臓器に達して〝鉄壁のディフェンス〟をしている。全身の免疫細胞は「腸内大学で教えを受け、巣立っていった卒業生」たちなのだ。そうした意味でも、人体の免疫機能の中枢は腸にあるといえるだろう。

免疫暴走を阻止する「制御性T細胞」

人間の免疫機能は非常に優秀だが、それでもときに「エラー（誤作動）」を起こす。体内に侵入してきた異物を認識・撃退するのが免疫本来の働きだが、その機能に何らかの異常が生じると、自分自身の臓器を構成している正常な細胞や組織までも攻撃し始めることがある。免疫機能が〝暴走モード〟に突入し、自分の味方までも攻撃・排除のターゲットにしてしまうわけだ。

こうした免疫の暴走によって体のさまざまな部位で引き起こされる病気の総称を「自《じ》己免疫疾患《こめんえきしっかん》」という。代表的な病気としては、自分の血管や筋肉、関節などを攻撃して炎症を引き起こす膠原病《こうげんびょう》（関節リウマチ、全身性エリテマトーデスなど）やバセドウ病などが挙げられる。

また、このような免疫の暴走は花粉症や食物アレルギーなどのアレルギー性疾患やアトピー性皮膚炎、さらに新型コロナウイルス感染症の重症化などの要因とも考えられている。


免疫機能の暴走や自己免疫疾患の原因はいまだ明確ではなく、治療法についても進歩してはいるが、決定打となる根治療法はまだないのが現実だ。

だが2012年、画期的な出来事が起きる。大阪大学の免疫学フロンティア研究センターの坂口志文教授によって「免疫の過剰反応を抑える免疫細胞」が発見されたのだ。

その名は「制御性T細胞」、別名「Tレグ（Treg）細胞」という。この細胞には医学的にも免疫学的にも非常に重要な意味があり、ノーベル賞に値する発見だと評価されている。


制御性T細胞には免疫細胞の働きをコントロールしてエラーや暴走を抑制し、免疫力を高める働きがある。具体的に言えば、制御性T細胞は抗体をつくる働きを持つB細胞に作用して、抗体の〝過剰生産〟を防ぐように働くのだ。

抗体は有害な異物を撃退するための〝武器〟として不可欠なものだが、生産過剰になるとその威力によって必要な細胞や組織まで傷つけてしまう。つまり〝自分いじめ〟が起きて、自己免疫疾患やアレルギー症状の要因になるわけだ。

サイトカインストーム（免疫細胞の暴走）を起こしている人は血液中の制御性T細胞が減少していることもわかっている。また制御性T細胞が減ると、新型コロナウイルスに感染したときに免疫の暴走が起こり、重症化しやすくなるともいわれているのだ。

抗体の過剰供給を防ぎ、免疫暴走を抑える制御性T細胞の働きは、正常な免疫機能の維持・向上のために非常に重要だ。現在もさまざまな方面から制御性T細胞に関する研究が進められており、自己免疫疾患やアレルギー疾患、がんなどの発症メカニズムの解明、そして新たな治療法の開発への大いなる貢献が期待されている。

制御性T細胞を増やすのは「腸内細菌と酪酸」

制御性T細胞は、肺や肝臓といった全身の臓器に存在しているが、とくに消化器官、なかでも大腸に非常に多く存在が認められている。制御性T細胞は腸でつくられ、そこから全身へと拡散されていくからだ。

腸のなかで制御性T細胞が増えれば、腸管免疫の機能も正常化する。なぜなら制御性T細胞には、腸粘膜をおおう粘液の主成分である「ムチン」を増やす作用があるからだ。ムチンが増えることで粘液によるバリア機能が高まり、腸粘膜をダメージから防御できる。それが結果として、腸全体の機能を正常化し、安定させるにことつながっていくのである。

そして制御性T細胞が〝腸生まれ〟だとするならば、制御性T細胞の増減や働きの活性・非活性には腸内環境が大きく関係していることは自然な話である。事実、制御性T細胞の働きは「腸内細菌」の刺激によって誘発されることが判明しているのだ。

では制御性T細胞を増やして免疫力を高めるのは、どんな腸内細菌なのだろうか。ある研究によると、健康な日本人の便をスクリーニング技術で調査して、制御性T細胞を誘導する「17種類の腸内細菌」の特定に成功している。

17の腸内細菌は、腸内細菌を分類した4大グループ（門）のひとつで日和見菌《ひよりみきん》のグループ「ファーミキューテス門」のなかの「クロストリジウム属」に属している。それらが互いに作用し合って順ぐりに代謝物をつくり、最終的な代謝産物が「制御性T細胞」の生成を誘導するというわけだ。このメカニズムはマウス実験で実証されている。

また、17種類の腸内細菌の機能を調べたところ、「酪酸《らくさん》」をつくる強い働きを持っていることもわかった。これら17種類の腸内細菌を与えたマウスの腸では、酪酸が増加していたという。

そして、その酪酸が腸内にある未成熟なT細胞に働きかけて制御性T細胞をつくり出すことが、やはりマウス実験によって明らかになっているのだ。

つまり、日本人の腸の中にあるクロストリジウム属の17種類の腸内細菌が協働して酪酸やそのほかの代謝物をつくり、それらが誘導成分となって、制御性T細胞が増えていくということだ。

免疫力を高めるには、腸内で制御性T細胞を増やすこと、そしてそのためには、腸のなかで酪酸を増やすことが大切になるのである。

病は「腸」から——腸内環境の乱れが病を呼ぶ

腸は病気予防の〝肝腎要〟——腸肝相関&腸腎連関

脳と腸は「脳腸相関」という相互コミュニケーションで連携していることはこれまでにも説明してきた。さらに腸は脳だけでなく、全身のあらゆる臓器とも密接なネットワークを築いている。

つまり腸の状態（＝腸内環境）が各臓器の機能に影響を与え、不調や疾患を引き起こす原因にもなっているということだ。「体のあらゆる問題は腸に通じている」のである。

ここでは「腸の不調がそれぞれの臓器にどんな悪影響を及ぼし、どんな疾患リスクが生まれるのか」について、腸と各臓器間のネットワークのメカニズムに沿って説明する。

非常に大事なことを意味する「かんじんかなめ」という言葉は、漢字で書くと「肝心要」もしくは「肝腎要」となる。この言葉は、肝臓と心臓、もしくは腎臓が体のなかでもっとも重要な臓器であることに由来するとされている。

それほどに大切な肝臓、腎臓、心臓の機能も、やはり「腸」とのネットワークの影響下にあり、腸内環境の状況に大きく左右されている。

まずは「腸肝相関《ちょうかんそうかん》」と呼ばれる肝臓と腸とのネットワークについてだ。

肝臓の深刻な疾患といえば、やはり「肝臓がん（肝細胞がん）」だろう。かつて肝臓がんの主な原因は、B型・C型肝炎ウイルス感染によるものと考えられてきた。だが最近、肝臓がん発生の背景としてクローズアップされているのが「脂肪肝《しぼうかん》」だ。脂肪肝が肝硬変《かんこうへん》になり、さらに肝臓がんへと進行するケースが増えている。

脂肪肝とは肝臓に中性脂肪が溜まった状態のことで、大量飲酒による「アルコール性脂肪肝」と、アルコール以外の原因による「非アルコール性脂肪性肝疾患（NAFLD《ナッフルディー》：non-alcoholic fatty liver disease）」がある。NAFLD患者のうち80から90パーセントの人は長く経過を見ても病気はほとんど進行しない。一方、10から20パーセントの人は、徐々に悪化して肝硬変や肝臓がんに進行してしまうＮＡＳＨ《ナッシュ》（非アルコール性脂肪肝炎）患者である。

　そして腸と肝臓のネットワークは、「ＮＡＳＨ」の進行度に大きく関係することがわかっている。

　腸内環境が乱れると腸内に悪玉菌が増殖し、それらがLPSという毒素を生み出す。さらにリーキーガット症候群などの腸トラブルでＬＰＳが血液に漏れ出し、体内に拡散するとさまざまな病気の要因になるのだが、ＬＰＳが肝臓に到達するとそこでＮＡＳＨを引き起こしてしまうのだ。

　ＮＡＳＨ患者の10から20パーセントが肝硬変から肝臓がんへと進行するというデータもあるように、腸内環境の悪化が遠因的に肝臓がん発症のトリガーになるケースは決して少なくない。腸肝相関という臓器間ネットワークによって、腸の健康は肝臓疾患の予防に直結しているのである。

また、腎臓病のひとつである慢性腎不全には「腸腎相関《ちょうじんそうかん》（連関）」と呼ばれる腸と腎臓のネットワークがかかわっている。

腸内細菌によって生成される短鎖脂肪酸《たんさしぼうさん》（酪酸、酢酸、プロピオン酸など）は腎臓で有用に働き、腎臓病を予防する腎保護作用があることがわかっている。だが腸内環境が乱れると、腸内で生成される有害物質によって腎臓に悪影響が及ぶこともある。

例えば、腸の調子の不調によって便秘の症状が長く続くと、腸内でp‐クレゾールやインドキシル硫酸といった有害な「尿毒症性物質」が生成されやすくなる。

これらの有害物質が血管経由で腎臓に到達すると、腎臓の機能はダメージを受ける。廃物を尿として排出して体液バランスを維持する本来の機能に支障が生じ、それが慢性の腎臓疾患、場合によっては慢性腎不全の原因になってしまうのだ。

実際に、「アミティーザ」という腸のリーキーガット症候群を抑える便秘薬を服用すると、慢性腎不全の進行が抑えられることが報告されている。

慢性腎不全の予防にも腸内環境の改善や腸内フローラのバランスコントロールが不可欠なのである。

悪玉菌の作用で血管が詰まる!?――腸血管連関

一見すると、腸とはあまり関連がなさそうに思える心臓もまた例にもれず、腸内フローラがつくり出す腸内環境の影響下に置かれている臓器のひとつだ。そこには腸と血管の関係がかかわっている。

血管の壁にコレステロールなどで構成される沈着物(アテローム性プラーク)が溜まり、血管が詰まって血流が遮断される「アテローム性動脈硬化」にも、腸内細菌の作用が影響していることが指摘されている。

2011年に学術誌『Nature』(ネイチャー)で、「腸内細菌の代謝物質が動脈硬化を進展させる」という研究報告が発表された。卵や赤身肉などに含まれるホスファチジルコリンという成分が、腸内細菌の代謝作用によって「TMAO(トリメチルアミン-N-オキシド)という物質になり、それが動脈硬化の進行を促進することがわかった。

血中のTMAO濃度が高いと血管内に粥状《じゅくじょう》のコレステロールが溜まりやすく、動脈硬化を招きやすくなる。また、同じ卵や赤身肉を食べても人によってＴＭＡＯを生成しやすい腸内細菌を持つ人と、そうでない人がいることもわかっているのだ。すべては腸内細菌次第といったところだ。

腸内細菌の代謝によって生み出された物質が血管に作用して動脈硬化を進行させ、それによって狭心症や心筋梗塞、脳梗塞などの疾患が起こりやすくなる。こうした相互作用は腸血管連関とも呼ばれている。

また、すでに何度も登場した小腸内細菌増殖症（ＳＩＢＯ）も心臓の疾患との関連性が指摘されている。例えば第２章で触れたように、下痢型のＳＩＢＯの場合、小腸内に大量の水素ガスが溜まりやすくなる。実はその水素ガスが「心臓」に悪影響を与えることがわかっている。心臓のポンプ機能（心筋の収縮機能）を低下させ、心不全を引き起こすリスクを高めてしまうのだ。

まだある、その病気も原因は腸にあり

例えば、女性にとって大きな心配事となる婦人科系の疾患も腸内環境に関係がある。

腸内には「エストロゲン（卵胞ホルモン）」という女性ホルモンを分解する細菌が存在している。エストロゲンは主に卵巣から分泌され、女性らしい体づくりや皮膚の保湿、生殖機能の維持といった役割を持つ重要なホルモンで、その腸内細菌によってホルモンバランスが調整されている。

ところが腸内環境が悪化して腸内フローラのバランスが崩れ、エストロゲンを分解する細菌の働きが低下すると、エストロゲンが代謝されずに過剰に増加してしまう。困ったことにエストロゲンは増えすぎると女性特有の病気を引き起こしたり、発がんを促進したりするという性質がある、その結果、子宮内膜症や子宮筋腫《しきゅうきんしゅ》、乳がんや子宮体がんなどのリスクが高まってしまうのだ。

女性に多い体の悩みのひとつに「貧血」があるが、これにも腸の状態が関係してくる

ケースが見られる。

例えばSIBOによって小腸内で細菌が過剰増殖すると、せっかく食事で栄養分を摂取しても、それを吸収する前に増えた細菌たちに〝横取り〟されてしまうことがある。ビタミンやミネラル、アミノ酸などのほかに横取りされやすいのが「鉄分」なのだ。増えすぎた腸内細菌が鉄分を横取りして貪食《どんしょく》（細胞が細菌や異物を細胞のなかに取り込んで分解する作用）してしまうため、本来なら体内に送られるはずの鉄分が足りなくなり、その結果、「鉄欠乏性貧血」になりやすくなる、というわけだ。

同じく女性に多い「冷え性」も〝腸の不調由来〟で起きることがある。便秘や下痢などで腸内の血流やリンパの流れが滞ると、筋肉による代謝も低下してしまうため手足が冷えやすくなる。また、ストレスで腸内環境には自律神経が密接にかかわっているため、腸が不調になると自律神経にも乱れが生じる。体温調整や血管の収縮調整も担っている自律神経の乱れによって手足の末端部分の血行が滞って体が冷えてしまうのだ。また、腸内環境の悪化によって殺菌作用がある胆汁の分泌が不足することも、血行不良を引き起こして冷えやむくみの原因となる。

また膀胱に慢性的な炎症が生じて、頻尿や残尿感、膀胱の不快感や膀胱痛などの症状が出る「間質性膀胱炎」も女性によく見られる病気だ。間質性膀胱炎は現在もまだ、はっきりした原因がわかっていないが、その一因が「腸」にあるとも指摘されている。

ほかにも、腸と皮膚の間には「腸皮膚相関」という相互作用がある。実際に腸皮膚相関が報告されている疾患は、ニキビ（尋常性《じんじょうせい》ざ瘡《そう》）、アトピー性皮膚炎、乾癬《かんせん》、じんましんなど、数多くある。

腸内環境が悪化して消化管が機能不全に陥ると、「栄養素の吸収が十分に行われない」「体に悪影響がある毒素や有害物質が生成されて腸からあふれ出す」など、体にとってマイナスな事態が発生するリスクが高くなる。それが、一見、腸とは何も関係なさそうな病気の原因になってしまうことが往々にしてあるのだ。

腸の不調をほうっておくべからず。腸を状態に注意を払い、腸を大事にすることは、あらゆる病気を予防するための基本中の基本なのである。

「腸と筋肉」、意外に深いその関係

●筋トレの効果が出ないのは腸内細菌のせい？

みなさんのなかには「スポーツジムに通って筋トレをしている」という人も多いかと思う。スポーツをしていて筋力アップしたい、マッチョなボディに憧れている、ダイエットのため、ストレス解消できるから――理由はいろいろあるだろう。

それはともかく、適度な筋力、適切な筋肉量は健康な生活を送るための重要な要素である。適度な筋トレには筋力や体力、持久力を向上させたり、基礎代謝を上げたり、ホルモンの働きをよくしたりといったメリットがあるからだ（あくまでも適度が大事）。

筋トレをしている人なら「同じようなトレーニングをしていても、筋肉がつきやすい人とつきにくい人がいる」と感じることがあるだろう。

たしかに筋肉のつきやすさには、人によって違いがある。そして、その違いを生む要因のひとつと考えられているのが「腸内細菌の違い」なのだ。

意外かもしれないが腸と筋肉には非常に深い関係性があり、腸内細菌のバランスによって筋肉のつき方に違いが生まれる可能性が指摘されている。つまり、「腸内細菌が乱れていると十分に筋トレ効果を得られず、筋肉がつきにくくなる」といえるのである。

「肉を食べないのに筋肉質」な人たち

腸内細菌と筋肉の関係を語るとき、私はよく「パプアニューギニアの高地人」の話を例に挙げる。

標高1500メートル超の高地に暮らすパプアニューギニア人たちはみな全身がみっちりとした筋肉で覆われており、日本人と比べてもはるかに筋肉質な体格をしている。

だが彼らの主食はサツマイモで、肉はほとんど口にしない（お祭りの際、年に2～3

回ほど豚肉を焼いて食べることはあるようだが）。つまり、動物性たんぱく質をほとんど摂取していないのだ。彼らのたんぱく質摂取量は、私たち日本人の平均（1日あたり約80グラム）の半分ほどしかない。また「何か特別な筋トレをしている」というわけでもない。

にもかかわらず、彼らは素晴らしい筋肉質の体をしている。ほぼサツマイモのでんぷん（糖質）だけで筋力や筋肉量を維持できているのだ。

その理由を探るためにパプアニューギニア高地人と日本人の腸内細菌を比較調査したところ、彼らの腸には日本人にはほとんど見られない特殊な腸内細菌が多く存在していることがわかった。そのひとつが「窒素固定菌《ちっそこていきん》」という細菌だ。

パプアニューギニア高地人がサツマイモを食べると、腸内で分解されて窒素が発生する。すると、窒素固定菌によってその窒素から筋肉の材料であるアミノ酸が生成される。そのアミノ酸から筋肉ができる——。そう考えられている。

彼らの筋肉は肉のたんぱく質ではなく、「腸内細菌が窒素からつくった独自のプロテイン」でできているというわけだ。

日本人がパプアニューギニア高地人の真似をして、同じようにサツマイモばかり食べても筋肉をつけることはできないだろう。たんぱく質不足になってガリガリにやせてしまうのがオチだ。日本人の腸内細菌は、彼らのそれと違って窒素固定菌がほぼ存在していないからだ。

だが日本人にも肉を食べなくても、たんぱく質の摂取量が多くなくても、筋力が衰えず、年齢を重ねても元気で活動的に暮らしている人は大勢いる。そこには、やはり、日本人独特の腸内細菌が関係しているのだ。

例えば日本人の約90パーセントに、海苔などの「海藻」を分解する酵素を持った腸内細菌の存在が認められている。こうした腸内細菌を持っているのは、隣国である中国を含む世界各国ではわずか15パーセント程度しかいない。

この特有の腸内細菌のおかげで、日本人は海藻に含まれる「ポルフィラン」というアミノ酸を分解して栄養素に変えることができる。あまり肉を食べなくても、海藻類を摂《と》ることで筋肉を維持し、増やして健康長寿を得ることができるのだ。

筋肉を増やすには、筋肉の材料となるたんぱく質をしっかり摂ることが重要だというのはよく知られている。たんぱく質を豊富に含む食品の代表格といえば、やはり「肉」だろう。とくに低カロリー&高たんぱくの「赤身肉」や「鶏のささみ」「鶏胸肉」などは筋トレ民たち必須の〝神食材〟だ。

だがここで、そもそも論として考えてみる必要がある。筋肉を増やすために、肉を食べることは不可欠なのだろうか、と。

肉を食べているから筋肉が多くなるのではない。たんぱく質を摂ることだけが筋力アップや筋量の増加につながるとは限らない。肉食も手段のひとつではあるが、絶対条件ではないのだ。

パプアニューギニア高地人がサツマイモで、日本人が海藻類で筋肉を増やせるように、腸内細菌の違いによって効率的に筋肉を得るためのアプローチも異なることを理解しておく必要があるだろう。

海藻で酪酸を増やす。これぞ〝日本流〟筋肉の増やし方

「サルコペニア」と「フレイル」という言葉をご存知だろうか。

サルコペニアの「サルコ」は筋肉、「ペニア」は喪失の意味で「加齢による筋肉量の減少」をいう。もう一方の「フレイル」には「加齢による心身の衰え、虚弱状態」の意味がある。どちらも高齢化が進む日本社会で深刻な健康問題となっている。

日本人の死因の第1位は「悪性新生物（がん）」、第2位は「心疾患」、そして第3位が「老衰」だ。日本人の多くは特定の病気ではなく、体の衰えによって亡くなっている。サルコペニアが進行してフレイルになり、そのまま亡くなる――これが日本の高齢者に多い〝亡くなり方〟なのだ。

そう考えれば、「筋肉」が日本人の寿命に大きな影響を与えているといえる。

第1章で紹介した京都府京丹後市の健康長寿の高齢者にはサルコペニアが少なく、寝たきりにもならずに〝ピンピンコロリ〟で天寿を全うする人が多いことがわかっている。

筋力と筋肉量を維持してサルコペニアを防ぐことが、健康長寿につながるのだ。
サルコペニア、フレイル、老衰、寿命——若い人にはまだピンと来ないかもしれない。ただ、筋肉の衰えや筋肉量の低下は高齢者に限ったことではない。現代人はスリム志向が強く、多くの人が「ダイエットしてやせたい」「細くなりたい」と切望する人が非常に多くなっている。

やせたいがために短時間で急激な減量に挑み、体重は減ったけれど同時に体力も筋力も落ちて体調を崩すケースも少なくない。
太りすぎが健康によくないのはいうまでもないが、筋力や筋肉量が著しく低下するようなダイエットや生活習慣もまた健康を害する要因になってしまう。

また、若いうちから筋肉を落としてしまうと、将来、年齢を重ねてからサルコペニアやフレイルに陥って寝たきりになるリスクが高くなる。「サルコペニア肥満」という言葉がある。加齢による筋肉量の減少であるサルコペニアと、体脂肪率が多い体型を掛け合わせた言葉だ。サルコペニア肥満は、通常の肥満よりも生活習慣病にかかりやすく、運動能力を低下させるため、結果として寝たきり生活になってしまう危険性がある。

若い頃に落ちてしまった筋力を高齢者になってから回復させるのは容易ではない。だからこそ、若いうちから意識して筋肉を減らさない生活を心がけるべきなのだ。「貯金」ならぬ「貯筋」をコツコツと続けるとよいだろう。

前項では日本人はその独特な腸内細菌によって、あまり動物性たんぱく質を摂らなくても海藻類などで筋肉を増やすことができると述べた。ではなぜ海藻類が筋肉増加・維持をもたらしてくれるのだろうか。

そこには近年注目の「酪酸」がかかわっている。酪酸は「酪酸菌」と呼ばれる善玉の腸内細菌がつくり出す短鎖脂肪酸の一種である。この酪酸には筋肉を溶かしてしまう「HDAC《エイチダック》（ヒストン脱アセチル化酵素）」という酵素の働きを阻止し、加齢で筋肉が萎縮するのを抑制する働きがあることがわかっている。

つまり、健康で長生きするためには筋肉を減らさないことが重要であり、筋肉を増やして萎縮・減少を防ぐためには、腸内に酪酸を増やすことが大事になる。日本人は酪酸が多い人ほど筋肉も多い。腸内の酪酸菌の量と筋肉量が比例しているのだ。

そして日本人にとって身近で簡単に手に入る酪酸を増やす食材（つまり酪酸をつくる酪酸菌を活性化する食材）が、「海藻」なのだ。

ほとんどの日本人が海藻を分解できる酵素を持っている。そのため、日本人が海藻を食べると、海藻に含まれる水溶性食物繊維をエサとする酪酸菌が活発になって酪酸を産生する。酪酸が増えることで筋肉の減少を防ぐことができる——。こうしたメカニズムが日本人に健康長寿をもたらしてきたのだ。

時代とともに食文化も変わってきている。筋肉を増やすためには、もちろん肉や魚、豆類、乳製品などでたんぱく質を摂ることも大切だ。ときにはプロテインの助けを借りるのもいい。だがやはり、まずは海藻類をしっかり食べて腸に酪酸を増やすという〝日本人の腸にふさわしい〟アプローチに立ち返ることも重要である。

筋力は「がんと闘う力」でもある

覚えておいてほしいのは、筋肉はただ体を支え、体を動かすためだけのものではないということだ。筋肉もほかの臓器と同じように、生命活動に必要なホルモンを分泌する重要な「内分泌器官」なのである。

しかも筋肉は、がんの発生やがん細胞の増殖を防ぐ〝天然の抗がん剤〟とも呼べるホルモンをたくさん分泌しているのだ。

イギリスの超一流の医学雑誌『GUT』で発表された論文では、筋肉から分泌される「スパーク（SPARC）」というホルモンが血流にのって大腸まで届き、そこで大腸がんの発生を抑制する働きをしていることが報告されている。

つまり、「筋肉量が多い人ほど大腸がんになりにくい」ということだ。運動して筋肉量を維持することで、大腸がんのリスクを減らすことができるのである。

世界でもっとも権威のある内科系医学雑誌『The Lancet』にも、大腸がんや乳がんの10％は「不活動（運動不足）」が原因であるという報告が掲載されている。

適度な運動で筋肉を維持し、適度に増やすよう心がける。昔からいわれている月並みな指導だが、本当に大事なことなのだ。

さらに内分泌器官としての筋肉は、がんの発生を予防するだけでなく、がんになってしまった後も治療効果を高め、深刻化するリスクを下げる物質も分泌している。

例えば、筋肉から出る「イリシン（ＩＲＩＳＩＮ）」と呼ばれるホルモンには強力な抗がん作用があり、乳がんやすい臓がん、肺がん、前立腺がんなどのがん細胞の増殖を抑えてくれる。


私たちの体にはがん細胞や病原菌などの外敵を殺傷する能力を備えたＮＫ（ナチュラルキラー）細胞と呼ばれる免疫細胞があるが、このＮＫ細胞を活性化して、がん撃退能力を高めてくれる「インターロイキン６（ＩＬ－６）」というホルモンもまた、筋肉から分泌されている。

がん細胞を抑え込み、がん細胞を倒す力を高める。筋力とは、がんと闘うためのパワーでもあり、エネルギー供給源ともいえるのだ。

また、「抗がん剤の効果」は筋肉の量とも深く関係していて、筋肉量が多い人ほど抗がん剤の効果が得られやすい。さらに化学療法や放射線療法の効きもよく、手術をしても、術後の予後がより良好に保たれることがわかっている。

こうしたエビデンスを受けて、東京大学医学部外科をはじめ多くの医療機関では、がんの患者さんに対して、外科的手術をする前にあらかじめ筋トレや栄養指導などで筋力を向上させておく「プレリハビリテーション」を取り入れている。

がん予防は筋力&筋量の維持から——。筋肉は単に骨格を支えるだけでなく、がんの予防や治療効果の向上など、健康そのものを支える重要な役割を果たしていることをわかっていただけただろうか。

なお、奥の手として知っておいてほしい。高齢になってサルコペニアが進んでいて悩んでいる人は「人参養栄湯《にんじんようえいとう》」という漢方薬を併用するのも効果的である。筋肉を増やしたり、転倒回数を減らしたりというエビデンスがあるのだ。

腸の不調は「見た目の印象」も悪くする

腸を整えて「第4の資産」を築く

人の第一印象の55パーセントは「見た目」で決まる——有名なメラビアンの法則だ。

ビジネスの世界では、「成功している人は見た目がよい」「見た目がよい人ほど年収が高い」などといわれることがあるらしい。収入が高ければ高級なものを身につけることができるという見方もできるが、それはあくまでも後付けでしかない。

そうではなくて、その人の内面からにじみ出る見た目の健やかさが、仕事の評価や成功にも大きなプラスの影響を与えているという意味なのだ。

健康的で生気にあふれ、活力がみなぎっている人は、それだけで「仕事ができそう」

「頑張ってくれそう」という印象になる。実際はそれほどでなくても、そうした評価や信頼が人を育てることも少なくない。逆に、いつ会っても顔色が悪かったり元気がなかったりでは、実はすごく優秀であっても「大丈夫かな」「任せられるかな」といったネガティブな印象を持たれがちになる。

もちろん、「人間は見た目ではない」し、「外見だけではわからない」ことも多い。だが一方で、外見という〝情報〟によって周囲に与える印象やもたらす感情が左右され、判断や評価などが大きく変わってしまうのも事実なのである。

近年、健康的な見た目や若々しく見える外見は「第4の資産」といわれている。

ちなみに第1の資産は、現金や貯金、有価証券、不動産などの固定資産といった「経済的資産」。第2は、その人が獲得してきた学歴や知識などを指す「個人的（教養的）資産」。第3は人生のなかで築いてきた人脈やネットワークなどの「社会的（人的）資産」を指す。見た目のよさや外見的魅力というファクターは、これらに次ぐ4番目の資産と考えられているのだ。

そして私が思うに「見た目」にはファッションやメイク、アクセサリーや持ち物などを身につけることで得られる「装飾的な見た目」と、人柄や性格、心身の状態が外見に投影される「本質的な見た目」の2つに分けられる。

もちろん装飾的な見た目も軽視できないが、人生における〝資産〟としてより重きを置くべきは後者の「本質的な見た目」だと、私は考える。なぜならそこには、その人の「健康状態」が如実に反映されるからだ。

見た目がいいのは、心身ともに健康であることの証し。つまり「第4の資産＝見た目」には、豊かな人生に不可欠な「健康」という資産も含まれているのである。

そして、その見た目もまた「腸内環境」によって大きく左右される。腸の不調が外見にも現れてくるのだ。すでに何度も出てきたＩＢＳ（過敏性腸症候群）やＳＩＢＯ（小腸内細菌増殖症）は内視鏡検査などでは異常が認められない機能性疾患だが、腸内は異常なしでも、外見にそれらしき兆候が出てくることがある。

腸内環境の悪化や腸の不調というのは、ときに腸そのもの以上に、体の外側である見た目のほうに大きな影響を与えるもの。人生を豊かにしてくれる「第4の資産＝健やかな見た目」を形成するためにも、腸の乱れを整える意識と取り組みが大切なのである。

腸が乱れると、人は重力に逆らえなくなる

腸と脳とのつながり（脳腸相関）に「幸せホルモン＝セロトニン」が関係していること、そのセロトニンの9割が腸でつくられていることは序章でも触れた。

さらにこのセロトニンは、私たちの体にある「抗重力筋《こうじゅうりょくきん》」とも深くかかわっていることもわかっている。

抗重力筋とは、読んで字の如く「地球の重力に抗う筋肉」のこと。顔や首、腹部や背中、足など全身に張り巡らされ、伸縮しながら体の歪みを強制して姿勢を維持するための筋肉だ。まぶたが自然に落ちてこないのも、首が垂れてこないのも、目をパッチリ見開けるのも、口角を上げて笑えるのも、そもそもまっすぐに立っていられること自体、抗重力筋の働きがあればこそということになる。

そしてセロトニンには、この抗重力筋を刺激して働きを活性化する作用があるのだ。

逆にいえば、セロトニンが足りないと抗重力筋が十分に機能しないということになる。

セロトニンのメイン生産工場である腸の状態が悪化すると、セロトニンの生成にも支障が出て十分に分泌されなくなる。その結果、セロトニンの抗重力筋への作用が少なくなって機能が低下し、体の歪みを修正できなくなる。

首や背中、腰の抗重力筋が緩むと、背中が丸まって猫背になる。顔の抗重力筋が緩むと、まぶたが落ちてきて眠そうな表情になったり、口角が下がって陰うつな表情になったり、口元が弛緩してだらしない印象になったりする。


また、腸の具合が悪いと無意識におなかを守るような姿勢をとるため、つい猫背になる。脳腸相関とセロトニン（幸せホルモン）不足によって腸の不調が脳や自律神経に悪影響を及ぼし、メンタル面の安定を欠いて表情がより暗く、陰うつになる――。こうしたケースもある。

いずれにせよ腸内環境が乱れると、さまざまな要因によって姿勢にも表情にも〝締まり〟がなくなり、見た目の印象が大きくネガティブに傾いてしまうのだ。

腸の不調は「肌」にも出る

見た目の印象を左右する重要なポイントのひとつが「肌」だ。肌、つまり皮膚は、もともと身体の調子が反映されやすい器官なのだが、とくに腸には敏感で「肌は腸の調子を映す鏡」などといわれることも多い。

腸内環境が乱れると腸粘膜でしっかり栄養分の吸収が行われず、全身に十分な栄養が行き渡らない。皮膚も〝栄養不足〟になってトラブルに見舞われやすくなる。皮膚の細胞に栄養が足りないとターンオーバー（皮膚が古い細胞から新しい細胞に入れ替わる代謝のこと）に支障が出て代謝が滞り、やはり肌の状態を悪化させてしまう。また、腸内細菌のなかでも善玉菌の代表格として知られる「乳酸菌」には、皮膚の角層に作用して水分保持をコントロールし、適度な潤いを保つ保湿機能があることがわかっている。きめ細やかで瑞々《みずみず》しい美肌は、良好な腸内環境によってもたらされるのだ。

だが逆に、腸内の〝治安の悪さ〟もまた、すぐに皮膚の状態に反映されてしまう。腸内フローラのバランスが崩れてたくさんの悪玉菌がのさばる状態に陥ると、腸内の消化物を腐敗させて「フェノール類」と呼ばれる有害物質をつくりだす細菌が増えてくる。

このフェノール類は皮膚にとって実にやっかいな成分だ。フェノール類は腸粘膜から吸収され、血流に乗って全身をめぐるのだが、その多くは尿として体外に排出される。

しかし排出されなかった一部が皮膚まで到達し、そこで蓄積されると、表皮細胞に悪影響を与えて、皮膚のくすみや感想、肌荒れなどのトラブルを引き起こすのだ。

便秘になると肌荒れがひどくなる——この定番ともいえる肌の悩みは「便が大腸内に長時間とどまっている（便秘）と、便の腐敗が進んでフェノール類が生まれる」というメカニズムにその一因があるといえる。

ＳＩＢＯは皮膚疾患と〝仲がいい〟

さらに、小腸のなかで細菌が爆発的に増えすぎてしまうＳＩＢＯ（小腸内細菌増殖症）に罹患《りかん》している人には「酒《しゅ》さ（ロザケア）」が多い傾向がある。酒さとは、顔のほおや鼻、おでこや眉間といった部位に、紅斑（赤み）やほてりなどが生じる、いわゆる「赤ら顔」と呼ばれる皮膚疾患のこと。ダイアナ元イギリス皇太子妃やクリントン元アメリカ大統領なども酒さに悩んでいたことで知られている。

そして酒さによる顔の赤みの症状が見られる人は、そうでない人と比べてＳＩＢＯになっている確率が10倍近く高いという結果が得られている。また、酒さに悩む人の45～65パーセントはＳＩＢＯを併発しているという別データもある。

皮膚から盛り上がった赤い発疹に銀白色の鱗屑《りんせつ》（うろこ状の垢）が付着し、それがはがれ落ちる「乾癬《かんせん》」という皮膚疾患があるが、乾癬患者の21パーセントにもＳＩＢＯの併発が認められている。しかもその患者にＳＩＢＯの治療を施したところ、明らかに乾癬の症状に改善が見られたという。

ほかにも、中国の研究では、「脂漏性皮膚炎（小鼻周辺や頭皮など皮脂の分泌が多い皮膚に発生する炎症）」の患者にかなり高い割合で、ＳＩＢＯをはじめとする腸内フローラの不調があったことも報告されている。

先の「便秘と肌荒れ」しかり「SIBOと皮膚疾患」しかり、腸の調不調は皮膚（肌）の健康状態に大きな影響を与えている。

健康な腸ないところに美肌なし。腸と肌には深いつながりがあることを覚えておいてほしい。

髪から爪まで——腸の不調は印象を悪くする

外見に関する悩みで女性に多いのが「肌」なら、男性は「髪の毛」——。かつて、髪の毛の悩みは男性の〝専売特許〟に近いイメージがあったように思う。

だが今や、髪の悩みに男女の区別などなくなってきている。薄毛や抜け毛だけでなく、コシや張りのない髪、ツヤのないパサパサな髪など、現代人の髪の毛の悩みは尽きない。

そして男女を問わず起こり得る「髪の毛にまつわるエトセトラな問題」の一因もまた、「腸内環境、腸内細菌」にあると考えられているのだ。

そこで指摘される原因は、肌のトラブルと同じメカニズム、つまり腸内環境の乱れによる栄養素の吸収機能の低下だ。

腸から体内に取り込まれた栄養素は全身に運ばれる。栄養素が十分に足りていれば、隅々まで行き渡るのだが、吸収が不十分で量に限りがある場合、当然ながら生命の維持に直接かかわる臓器・器官が優先されることになる。

髪や頭皮も大事な器官ではあるが、命にかかわるという観点では残念ながら優先度はさほど高くない。もし腸の不調で栄養吸収に支障が出れば〝後回し〟になるか、配分量が少なくなってしまう。そのため髪に十分な栄養が届かず、抜けたり、ツヤがなくなったり、パサついたりといったトラブルが起きてしまうのだ。

便秘や下痢の症状があると「爪《つめ》」が変色したり、割れやすくなったりするのも同じ理屈だ。

病気を防ぎ健康を維持するためにも、肌や髪をイキイキとさせるためにも、腸内環境を整えることがいかに大切か、おわかりいただけたのではないだろうか。

第4章

「腸活」でクリアな脳も強いメンタルも手に入れよう

脳⇕腸ネットワークが陥る「負のスパイラル」

なぜ、朝の駅のトイレに行列ができるのか

朝の通勤ラッシュで混雑するターミナル駅では、毎日のようにトイレの〝個室〟前に行列ができている――。都会で働くとくに男性のビジネスパーソンならば、こうした光景を目にしたことがあるだろう。

毎日、毎朝、こんなにも大勢の人が電車のなかで〝催す〟ものなのか。みんなが一斉におなかを壊して下痢をするものなのか。おなかが丈夫な人は不思議に思うかもしれないが、〝大〟をするために並んでいるスーツ姿のビジネスパーソンのなかには、下痢型の「過敏性腸症候群（ＩＢＳ）」を抱えている人が大勢いる。

また、通勤電車に乗ると必ずおなかが痛くなって、何度も下車してトイレに駆け込む「途中下車症候群」や、大事なプレゼンや商談が近づくとおなかを下してしまうのも、ＩＢＳの人によく見られる傾向だ。

本書でもすでに述べてきたように、ＩＢＳは脳と腸の双方向ネットワーク（＝脳腸相関）によって引き起こされる、機能性消化管障害の代表格である。

腸にはこれといった異常がないけれど、「会社に行かなきゃ」「絶対にミスできない」といった精神的ストレスを感じるとおなかが痛くなるのはＩＢＳの特徴的な症状だ。

そしてこの症状は、ひとたび始まると〝終わりなき負のスパイラル〟に陥ってしまうから始末が悪い。

脳が心理的異常（ストレスや不安、緊張など）を感じると、その情報が自律神経やホルモンによって腸に伝わり、腸で機能不全や知覚過敏といった異常が生じる。その異常が痛みや不快感となって脳にフィードバックされ、それがまた脳へのストレスになって腸に伝わり、症状がさらに悪化する——。こうした悪循環になりやすいのだ。

また、ＩＢＳによる下痢や腹痛、途中下車症候群に悩む人に多く見られる「予期不安」という心理状態が、この負のループをスタートさせる一因になっている。

予期不安とは、「電車に乗ったらまたおなかが痛くなるかもしれない」「特急だから途中下車できないのにトイレに行きたくなったらどうしよう」といったＩＢＳの〝発作〟に対する不安や恐怖のことだ。

毎朝、電車に乗るたびに感じる「またおなかが痛くなるかも」という不安が引き金となってＩＢＳの発作スイッチがオンになり、痛くないおなかが痛くなって悪循環が始まってしまう。

このループに陥ると、腹痛や下痢といった自覚症状だけでなく、突然襲ってくる便意への予期不安そのものにも悩まされて精神的に落ち着かなくなる。その結果、集中力が低下して何も手につかなくなるなど、仕事や日常生活にも支障をきたしてしまうのだ。

予期不安とＩＢＳのループにハマって外出できなくなる、仕事を辞めざるを得なくなるといったケースも、決して珍しいことではない。脳腸相関の〝悪目立ち〟が引き起こすＩＢＳは、実にやっかいな病気なのだ。

予期不安への耐性をつける「不安階層法」

予期不安によってＩＢＳの症状が悪化する悪循環を断ち切るにはどうすればいいか。ひとつ考えられるのは、予期不安に対する耐性を高めるというアプローチだ。「病は気から」というように、不安を感じておなかが痛くなるのなら、その不安に次第に〝耐性〟をつける訓練をすればいいのである。

消化器診療の現場でよく活用されている認知行動療法のひとつに、「不安階層表」というツールを用いたメソッドがある。

不安階層表とは、あらかじめ自分が不安を感じる状況を設定し、その状況ごとに感じる不安レベルを数値化（点数化）してランキング表にしたものだ。

「絶対ムリ」という不安マックスの状況をレベル１００、まったく不安を感じない状況をレベル0とし、その中間は、90、80、70――とレベルごとに分類した行動を当てはめていく。つまり「不安レベルの階層表」をつくるのだ。

そしてこの階層表をもとに、不安レベルが低い状況から段階的に試し、少しずつ慣らしていくことで克服した経験を積み上げて、不安状況への耐性を身につけようというのがこのメソッドのアプローチになる。こうしたメソッドは暴露《ばくろ》療法《りょうほう》（エクスポージャー）と呼ばれている。

これを「予期不安の克服」に応用してみよう。まず「おなかが痛くなったらどうしよう」と不安になる具体的な状況を挙げてレベル付けをする。例えば、下記の要領だ。


「ほとんど停車しない特急電車に乗る」は、不安マックスのレベル100。

「渋滞が多くていざというときに下車しにくいバスに乗る」は、レベル70。

「いくつか停車する急行電車に乗る」はレベル50。

「おなかが痛くなってもすぐに下車できる各駅停車に乗る」はレベル30。

「いつでもトイレに行ける新幹線に乗る」はレベル10。

「出社せず自宅にいる」は不安なしだからレベル0。

……こういった具合に、不安な状況を整理してみる。

レベルは「自分がどのくらい不安を感じるか」という主観で決めてOKである。挙げた状況をレベル順に並べて表にすれば、それが自分の不安階層表になる。

まずはこの作業を行うだけでも自分を不安にさせておなかの不調を引き起こす状況が明確になり、精神的な負担も軽減されてくるものだ。「すごく不安」「まあまあ不安」などの漠然とした感覚を、紙に書いて数値化し客観視することが改善の糸口となる。

次に実践だ。不安階層表のなかから、なるべくレベルの低い状況を選んでチャレンジをはじめ、徐々にレベルを上げながら不安に自分を慣らしていく。不安な状況に身を置くことで、その状況に慣れて「これは不安に思うようなことじゃない」という感覚を脳と体に覚え込ませるわけだ。

最初は各駅停車でもすぐおなかが痛くなったけれど、何度も挑戦しているうちに乗っても大丈夫になった。じゃあ、次は急行にチャレンジしよう――。こうしたプロセスを踏んで小さな克服体験を積み重ねることで、次第に予期不安が薄れてくる。それがIBSの症状の軽減にもつながっていくのだ。

不安階層表による暴露療法。自分の力で不安要素を乗り越えて、脳腸相関の負のスパイラルを解消する有効なアプローチのひとつである。

ストレスで腸の調子が悪くなるメカニズムとは

先の途中下車症候群だけでなく、「出張先や旅行先など慣れない場所に行くと、いつもおなかの具合が悪くなる」「大事な仕事を任されると毎日のように下痢に悩まされる」「知らない人や苦手な人と一緒だとおなかが痛くなる」——。ストレスや緊張が腸に不調をもたらしてしまうシチュエーションはさまざまだ。

例えば、人事異動があり、新しい職場やポスト、仕事内容や人間関係に適応できず、ストレスやプレッシャーを感じておなかの調子を崩してしまうというビジネスパーソンが増えている。

実際に私のクリニックの患者さんにも、昇進して管理職になったことがきっかけでIBSの症状が出始めたという人がいる。仕事がデキて売り上げもトップクラスの優秀な営業マンだったその人は、大抜擢されてマネジメント職に昇進したが、本人は現場で直接客と接する仕事が性に合っていて社員を管理する業務は得意ではなかったようだ。

慣れない仕事を任されたうえに責任も大きく、中間管理職として上と下の板挟みになることもしばしば。さらに部下の指導や育成、評価もしなければならない——。そんな日々を過ごすうち、あっという間に下痢や腹痛、おなかの張りに悩まされるようになり、診察を受けたところ、典型的なIBSと診断された。出世したのはいいけれど、ストレスに押しつぶされて腸を壊してしまったのだ。

この患者さんの場合は、会社に事情を話して再び営業職に戻してもらったことでおなかの調子は快方に向かい、IBSの症状も解消して元気を取り戻すことができた。

ストレスが原因で腸が不調になり、ストレスが解消されたら腸の調子も回復する。まさに脳腸相関のわかりやすい例だ。

では、そもそもなぜ精神的なストレスで腸が不調になるのだろうか。そのメカニズムはどういうものなのか。ポイントは〝あるホルモン〟の存在にあった。

STEP1 緊張や不安、苦痛などを脳がストレスとして認識すると、脳の視床下部という部位から「副腎皮質《ふくじんひしつ》刺激ホルモン放出ホルモン（CRH、コルチコトロピン・リリーシング・ホルモン）」というストレスホルモンが分泌される。

STEP2 血流などを介してCRHが腸に到達する。

STEP3 腸粘膜内の粘膜固有層に生息する「肥満細胞」という細胞が、CRHの刺激でパチンと弾け、「ヒスタミン」という顆粒状の化学物質を放出する（脱顆粒）。

STEP4 ヒスタミンの作用で腸の粘膜固有層に炎症が起こる。脳から腸まで届いている神経は、この炎症を「おなかの痛み」として感じる。

STEP5 さらにその炎症によって腸のバリア機能が壊されてスカスカになる。つまり、前述した「リーキーガット症候群」状態になる。

図4—1　精神的なストレスと腸の状態の相関

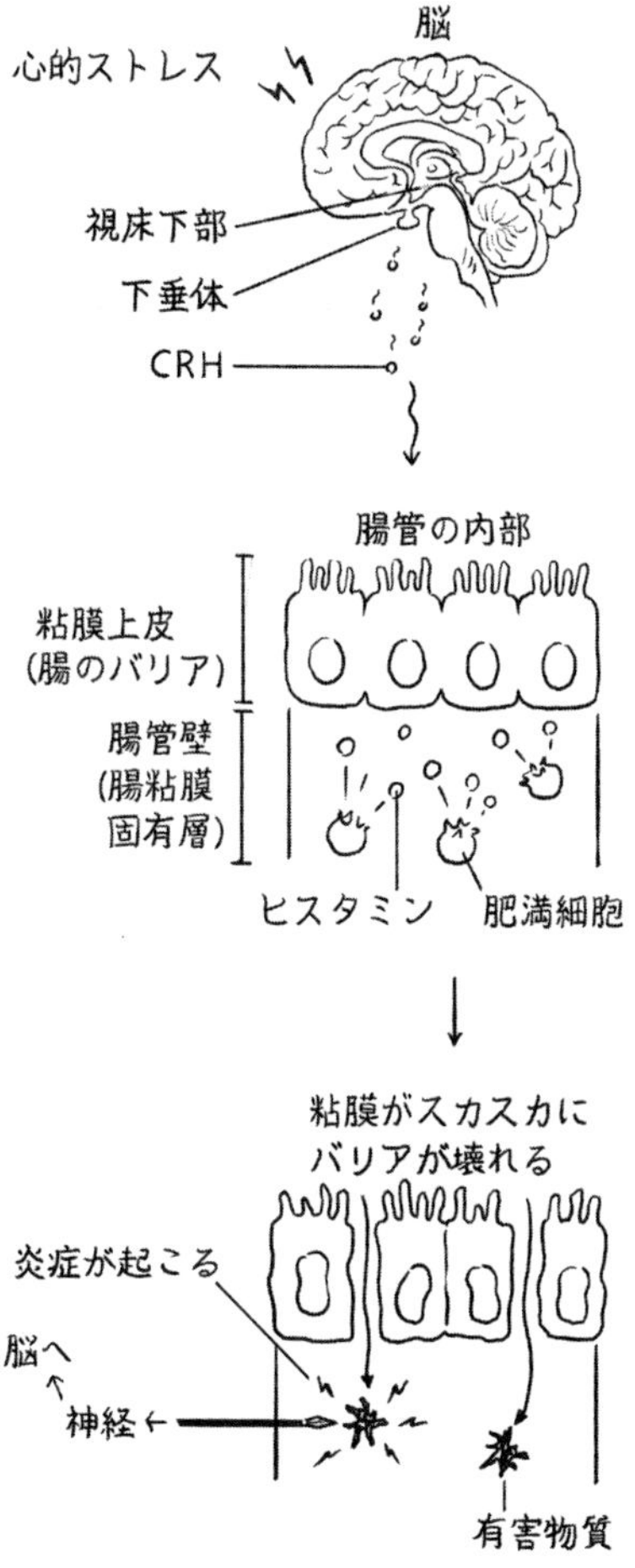

①ストレスによって
CRHというホルモン
が放出される

② CRHが腸へ

③腸管壁内の肥満細
胞がはじけてヒスタ
ミンを放出

④ヒスタミンの作用
で腸内の有害物質が
漏れ出してしまう

⑤炎症が起き、神経
が「おなかの痛み」と
して感じてしまう

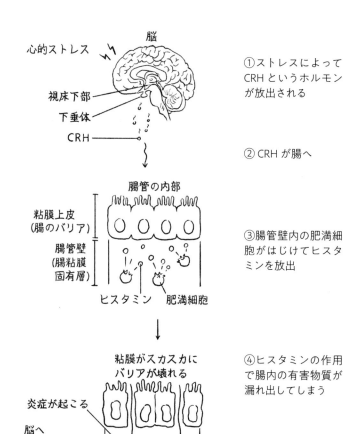

ＳＴＥＰ６　スカスカの腸粘膜から、さまざまな細菌や毒素などの有害物質が腸管内や血流に漏れ出して不調を引き起こす。

脳が出すＣＲＨというホルモンが腸に届いてバリア機能を壊す――。これが精神的ストレスによっておなかが痛くなったり、下痢などの腸の不調が生じたりするしくみのひとつだ。実際、よく花粉症で使われている抗ヒスタミン酸（抗アレルギー薬）がＩＢＳの症状改善に有効であることが証明されている。

脳腸相関には自律神経（交感神経や迷走神経）を通じたルート以外にもうひとつ「血流を介したホルモンの移動」というルートがあるが、ストレスでおなかが痛む理由は、この「ホルモン系ルート」が関係しているのである。

たまに感じる程度の軽微なストレスならば、ヒスタミンによる腸粘膜の炎症もさほど深刻にならず、短時間で回復する。だが、ストレスや緊張が強すぎたり長期に及んだり、常態化したりすると、炎症が回復しにくくなり、腸は常に傷んだままの状態になる。その結果、ストレスと腸の不調の悪循環が常習的に現れるようになってしまうのだ。

「ブレイン・フォグ」も腸のせい？

ＩＢＳに合併して発生しやすい症状に「ブレイン・フォグ」がある。ブレイン・フォグとは「脳（brain）の霧（fog）」、つまり「頭にモヤがかかったようにボーッとして、思考や記憶に支障が出てしまう状態」のことで、実際に多くのＩＢＳ患者が経験している自覚症状のひとつである。

また、ブレイン・フォグを訴えるＩＢＳ患者の多くが、午後から夕方にかけての時間帯にもっとも顕著に「精神的な明晰さ」が低下して散漫になるという報告もある。ひどいときには仮眠が必要なほどの疲労感を覚えたり、軽度の言語障害に陥ったり、意思表示が困難になったりするケースもある。

ブレイン・フォグは、ＩＢＳとの併発率が非常に高い「ＳＩＢＯ《シーボ》（小腸内で細菌が過剰増殖する病気）」や「リーキーガット症候群（腸粘膜のバリア機能が壊れた状態）」の影響によって発生すると考えられている。

小腸内で増えすぎた腸内細菌が毒素（ＬＰＳ）を発生させ、それが腸から漏れ出して脳に悪影響を与えてしまうというわけだ。

また最近では、ＳＩＢＯの人に起きやすい「Ｄ－乳酸アシドーシス」という状態がブレイン・フォグに関係していることも指摘されている。

そのポイントは、小腸内で増えすぎた細菌のエサになる「炭水化物」にある。腸内細菌が炭水化物を分解するとき、「Ｄ－乳酸」という酸がつくられるが、小腸内で細菌が増えすぎると過剰生成されたＤ－乳酸の血中濃度が上がってしまい「Ｄ－乳酸アシドーシス（過剰な酸によって血液が酸性に傾く状態）」が起きる。この状態が、脳の働きを鈍らせるブレイン・フォグの原因になると考えられているのだ。ほかにも乳酸菌は乳酸を作るので、乳酸菌をとりすぎるとＤ－乳酸アシドーシスになりやすい。いくら善玉菌だからといって、とりすぎても安全ということはない。

このように、腸のコンディションは仕事や勉強など「脳のパフォーマンス」を大きく左右することがある。

ブレイン・フォグ以外でも、しょっちゅうおなかの調子が悪くて、いつトイレに行きたくなるかわからないといった予期不安があると、それだけでものごとに集中できず、常に〝心ここにあらず〟状態になってしまうだろう。

また腸の調子が悪くなると、排便してもスッキリせず、常に残便感に悩まされるというケースも少なくない。直腸の粘膜というのはすごく敏感にできていて、直腸のなかにある便が「個体なのか、液体なのか、空気なのか」などをつぶさに認識することができる。そのため小さい便が残っているだけでも残便感が生まれやすいのだ。

「何だかまだ、全部出し切れていない」という感覚があるだけで、やはり人は気もそぞろになり、落ち着きを失いやすくなるものだ。

おなかの具合に気をとられて、ほかのことを考える余裕がなくなる――こうした状態もまた、腸の不調が脳の働きを悪くする原因のひとつといえよう。

ならば、おなかの調子を整えることは、脳のパフォーマンスを最大限に発揮するための重要条件ということになる。腸活とは、イコール「脳活」でもあるのだ。

パーキンソン病はなぜ「腸の病気」といわれるのか

これまでパーキンソン病は「脳に原因がある病気」と考えられてきた。だが近年、パーキンソン病や認知症などの脳神経疾患における「腸のコンディション」の関連性が解明され、医学界では大いに注目を集めている。

腸内環境が悪化してＩＢＳやＳＩＢＯになると、腸内細菌がつくり出す毒素（ＬＰＳ）やウイルス、アレルゲンなどの有害物質が腸粘膜のすき間から漏れ出し、血流を介して体内に拡散されてあちこちで悪さをし始める。これを前述のとおりリーキーガットという。

その悪さをする有害物質のなかには、脳に到達してさまざまな脳神経疾患の原因になり、発症リスクを高めてしまう物質も存在している。そのひとつが、腸内環境が悪化すると大腸内で腸内細菌が産生する「α‐シヌクレイン」というたんぱく質だ。

α‐シヌクレインが脳腸相関のルートのひとつである迷走神経を通じて脳に蓄積され

ると「レビー小体」という特殊なたんぱく質に変わる。このレビー小体が脳幹だけに溜まると「パーキンソン病」の原因になり、脳の表面を覆っている大脳皮質に溜まると「レビー小体型認知症」の原因になることがわかっている。

腸でつくられた有害物質が脳に届いて脳疾患を引き起こす。パーキンソン病は腸に起因している。こうした研究が進むなか、最近では「パーキンソン病は腸の病気」ともいわれているのだ。

これについては、非常に興味深い疫学《えきがく》調査報告がある。

古くは胃潰瘍や十二指腸潰瘍の治療で、脳と胃腸などの消化管をつなぐ迷走神経を切断することで胃酸分泌量を減らす「迷走神経切断術」という手術を行うことがあった。その手術で迷走神経を切断した人を長い間経過観察していくと、切断していない人に比べてパーキンソン病を発症する確率が大幅に下がっていることが判明したのだ。

脳と胃腸をつなぐ迷走神経を切断して大腸から脳への伝達ルートを遮断したことで、原因物質であるα-シヌクレインが脳に届かなくなった。それゆえ、パーキンソン病の発症リスクが減少した――。腸からやってくる悪い物質をシャットアウトしたら病気になりにくくなった。ならば原因は腸にある。この調査結果はパーキンソン病が腸の不具合に起因することの裏付けである。

そして、やはり腸内でできるα-シヌクレインに起因するレビー小体型認知症も、同じ論理で、その発症には腸の不具合とも何らかの因果関係があると推測できる。

そう考えれば、パーキンソン病や認知症の初期症状として多く認められるのが「便秘」であることにも納得がいくのである。

その「思考傾向」が腸の負担になる

人の性格や思考傾向は十人十色、ものごとの感じ方や受け止め方、向き合い方や対処の仕方、人間関係の築き方などにも個人差があって当たり前だ。

慣れない環境でも気にせずに苦も無く順応できる人もいれば、なかなか適応できずに苦労する人もいる。嫌なことがあっても〝ひと晩寝れば〟ケロリと忘れて切り替えられる人もいれば、ずっと気に病んで引きずってしまう人もいる。何でも「何とかなるさ」と気楽にとらえられる人もいれば、些細なことで「もうだめだ」と深刻になる人もいる。

こうした違いがある以上、当然、ストレスへの耐性も人によって違ってくる。楽観的で打たれ強く、ある意味〝鈍感〟でストレスをストレスと感じないような人もいれば、繊細で生真面目で、打たれ弱くストレスを抱え込みやすい人もいる。

ストレスが腸の不調が引き起こす大きな要因であるならば、後者の性格や思考傾向のタイプのほうが、脳腸相関の反応がセンシティブでＩＢＳなどの機能性消化管障害にかかりやすい傾向があるのはいうまでもないだろう。

ＩＢＳに悩んでいる人に多く見られる性格をいくつか挙げてみよう。

例えば、常に「１００点満点」を求める完璧主義タイプ。些細なことに過剰なまでにこだわり抜き、ひとつのミスも欠点も許さず、曖昧さや妥協を一切排除し、すべてが１００％完璧でなければ気が済まない。勝ち負けにこだわり完璧を求めるあまり理想に現実が追いつかないと精神的に追い込まれ、体力的にも消耗して疲弊する——。

また、何をするにも「真剣にやらなきゃ」「ルールや時間は絶対に守らなきゃ」「怒られないようにしなきゃ」「常に社会人らしく振る舞わなきゃ」と、ものごとを必要以上に〝四角四面〟に考えがちな生真面目タイプも挙げられる。ミスや失敗を恐れすぎ、周囲にも自分と同じ真面目さを求めすぎ、悩みがあっても相談できずひとりで抱え込む――。

ほかにも、何でもやたらと悲観的に考えてしまうネガティブ思考タイプも該当するだろう。傍から見たら些細なことで「自分は嫌われている」「自分は仕事ができないと思われている」などとネガティブに思い込み、小さなミスにも大きく落ち込み、「自分のせいで――」と自責の念にとらわれる――。

これは一例だが、こうした認知傾向が強い人ほど、大きなストレスを抱え込みがちになる。そしてそのストレスが引き金になって腸への負担が増大し、気づけばＩＢＳの仲間入り、となりかねない。

こう書くと「そんなに簡単に性格は変えられない」「それができたら苦労しない」という声も出てくるかもしれない。当然だと思う。私自身、お説教されたくない。

性格や思考傾向を短期間に完全に変えることは難しい。だが「気の持ちよう」をコントロールすることはできる。「自分はこういう性格で、こう考えがち」だと自覚し、「こういうときはこう考えよう」と自分の思考をできるだけ自分でコントロールできるように努める。それだけでもストレスとの向き合い方は違ってくるものだ。よくいう「病は気から」とはこういうことなのである。

自分で自分の腸を傷つけないために、「気の持ちよう」を意識する。脳と腸がリンクしているなら、その前向きな考え方だって腸に伝わるはずだ。

ここらへんの改善法は第6章のキーワード⑥を参照してほしい。

腸と心は「一心同体」——腸が整えば、心も整う

心の平穏は「腸」からもたらされる

些細なことにイラついたり、なぜか無気力でやる気が出なかったり、急にいろいろなことが不安になったり、ちょっとしたことでひどく落ち込んだり——。

仕事や人間関係などストレスが多い現代社会で暮らしていれば、程度の差こそあれ、誰しも心が疲れてメンタルの安定を欠くようなこともあるだろう。

心を乱し、不安定にさせている原因はいろいろあると思うが、本書ではやはり「腸内環境」というファクターに注目したい。

ここでも重要になってくるのは、脳と腸の相互ネットワークである「脳腸相関」だ。

よく「心と体はつながっている」というが、脳腸相関もその顕著な例といえる。

脳（心）がストレスを感じると腸内環境が乱れ、腸内環境が悪化するとその影響が脳（心）にマイナスのフィードバックをもたらす。心の健康＝メンタルヘルスを考えようとすると、どうしても脳にばかり目が向きがちだが、そこには体の健康という視点が欠かせない。心の健康と体の健康は、いわばクルマの両輪だからだ。

心と体のバランスを取り、連携を整え、両方の健康を管理するには、体、なかでも全身の臓器・器官とつながっている「腸」のコンディション、腸内環境へのアプローチが不可欠なのである。

「うつ」と便秘とセロトニン

前述したパーキンソン病や認知症のように、脳腸相関や腸と心のつながりは脳神経系疾患にも深くかかわっている。とくに「腸とうつ」については研究が進んでおり、うつ病の発症やうつ症状の進展と「腸内環境」との関係性も少しずつ判明してきている。

腸とうつ症状をつなぐカギとして最初に挙げられるのは、「セロトニン」だ。幸せホルモンと呼ばれるセロトニンは人間の情緒に影響する脳内ホルモンで、別名のとおり自律神経のバランスを整え、リラックスや幸福感をもたらす〝幸せ作用〟があることで知られている。

そのセロトニンの9割が腸でつくられていることは序章でも述べたとおりだ。つまり、セロトニンを正常に分泌させて心を平穏に安定させるには、体内におけるセロトニンの〝最大製造工場〟である腸のコンディション整備が非常に重要だということになる。セロトニンの生産に支障が出るような劣悪な腸内環境では、メンタルヘルスにも悪影響が及んでしまうのだ。

セロトニンには腸のぜん動運動を促進する作用もある。そのため腸内でのセロトニン分泌が不足すると消化吸収機能がうまく働かず、消化物が腸にとどまる。そうすると、消化物が増えて便秘になってしまう。うつ病をはじめ、自閉症、統合失調症などの精神疾患がある人に便秘や下痢などの腸の不調を訴えるケースが多いのには、こうしたメカニズムが影響しているとされているのだ。

さらに、うつ病の患者にはＩＢＳやＳＩＢＯ、リーキーガット症候群の症状を併発しているケースが多いこともわかっている。つまり、腸内細菌がつくる何らかの毒素が腸から血管に漏れ出る内毒素血症が、脳神経に神経炎を起こし、うつの症状を引き起こしていると考えられている。うつは神経炎、つまり慢性炎症が原因なのだ。

また、うつ病患者の腸内細菌（腸内フローラ）を調べ、健常者のそれと比較調査した研究によると、そこにはある特徴的な傾向が見られたという。うつ病患者の腸内細菌は、健常者に比べて、善玉菌の代表格である乳酸菌が少なかった。しかもうつ病患者に乳酸菌を投与したところ、うつの傾向が低下したという報告もある。

腸内細菌とうつ病症状

ただ、「ならばうつの人は、乳酸菌飲料やヨーグルトで毎日乳酸菌を摂取すればいい」となりそうだが、必ずしもそうとは言えない。米国消化器病学会の機関誌によれば、とくにＳＩＢＯになっている場合、もともと細菌が過剰になっている腸にさらに乳酸菌という細菌を服用することで、乳酸菌が増えすぎてしまい腸の調子が悪化してしまうからだ。乳酸菌を増やすことで前述したＤ－乳酸アシドーシスが悪化し、ブレインフォグが生じることもある。一緒くたにして乳酸菌の服用は論じられないのである。実際、世界最大の消化器病学会である米国消化器病学会（ＡＧＡ）は、乳酸菌などの善玉菌を服用するプロバイオティクスを、治療ガイドライン上「非推奨」（No recommendation）としている。理由はエビデンスに乏しいためということだが、私自身は酪酸菌を服用することで抗がん剤の効きが良くなるなどのエビデンスはあるので、すべてのプロバイオティクスが無用とは考えていないが、まだまだ議論の余地があるところなのだ。

とはいえ、「腸内細菌とうつ病症状には何かしらの因果関係がある」という論文は多く、ほぼ間違いないだろう。

ほかにも、東北大学の研究グループがうつ病などメンタルの不調を改善する治療法として、10日間の絶食＋５日間の復食による「絶食療法」を実施している。絶食という負荷によって神経系、内分泌系、免疫機能などを再調整することが目的とされているが、加えて、絶食することで脳と腸に保護作用をもたらすケトン体がつくられるため改善効果があると考えられているためだ。

いずれにせよ、腸内環境と精神疾患の関係についての研究はまだ途上状態にある。今後のさらなる研究の進歩や新たな発見に期待したいところだ。

セロトニンを増やすには「笑えばいい」

現代人には幸せホルモン「セロトニン」が足りていない人が多いといわれている。慢性的なストレスや睡眠不足、生活リズムの乱れ、偏った食生活など、現代社会のさまざまな負の側面が私たちのセロトニン生産能力を低下させているともいえる。

そうした生活を改善することがセロトニンを増やす最良の方法なのだが、一方で、それが口でいうほど簡単ではないのもまた事実だ。そこで、いつでもどこでも誰でも簡単に、何の準備もせずに今すぐできるセロトニンの増やし方をお教えしよう。

それは「笑う」ことだ。

笑うことや笑顔になることで、セロトニンの分泌が活発になる。仲のいい友だちと雑談で笑い合ったり、テレビのお笑い番組を見て爆笑したり、赤ちゃんや動物のかわいい動画に微笑んだり——。そんなとき、私たちの脳内ではセロトニンが増加して、楽しく心地よく、幸せな気分をもたらしてくれる。まさに幸せホルモンが面目躍如《めんもくやくじょ》の働きを見せているわけだ。

2010年にアメリカ・ウエイン州立大学で、「選手名鑑に載っているメジャーリーガーの顔写真から、その表情と健康状態を分析する」というユニークな研究が行われた。その結果、笑顔の表情の度合いが大きい選手のほうが、笑顔でない選手よりも寿命が7年近く長かったことが判明したという。

ブスっとしているほうが〝早死に〟する。それなら他人に笑いかけることは他人のためではなく、自分のためといえる。この実験結果は、心と体の健やかさを維持するには、よく笑い、笑顔で過ごすことが大切だという証しである。

口角を上げるだけでも腸は整う

さらに笑顔がすごいのは、「別に楽しくない」というときでも、意図して笑顔の表情をつくれば、それだけでセロトニン分泌が促進されるという点にある。

もっと極端なことをいえば、「口角を上げる」だけでもいい。おもしろいもので、その筋肉の動きだけでも、脳は「今、笑った。笑顔になった。楽しくて幸せなのだ。じゃあセロトニンを出さなきゃ」と〝いいように誤解〟してくれるのだ。

「楽しいから笑う」だけでなく、「笑うから楽しくなる」――これはｆＭＲＩ（ファンクションＭＲＩ）による解析でも明らかになっている。

「笑う門には福来る」とはよくいったもので、気分が落ち込むと自然に口角が下がるが、無理にでも口角を上げれば、気持ちが上向きに、ポジティブになれるのである。

人は大人になるにつれて「笑わなくなる」傾向があるそうだ。子どもの頃や若い頃は〝箸が転んでもおかしい〟ほどによく笑っていても、大人になって社会に出ると、笑ったり笑顔になったりする機会が減ってくる人が多い。そうした傾向も、現代人に多発するＩＢＳなどの機能性消化管障害の一因にもなってる可能性がある。

いつも笑顔でいれば周囲の人も笑顔になって、みんなのセロトニンが増え、みんなの腸が元気になる。笑いや笑顔は、自分の腸だけでなく「そばにいる誰かの腸」をも整えることになるのだ。

だからこそ、ストレスが多くしかめっ面になりがちな大人ほど、意識してでも笑う機会をつくるように心がけたい。「悩みごとがあったけど、大笑いしたらスッキリした」——これも立派な腸活なのである。

幸せホルモン「セロトニン」以外にも「幸福」と関係深い腸内細菌がある。それがこれまで何度も登場してきた酪酸菌である。

「自分は健康である」と感じる感覚を「主観的健康感」という。主観的健康感は、医師の客観的な診断よりも正確に死亡率を予測することが判明している。さらに、高齢者での研究では、「主観的健康感が低い人は、寿命が短い」ことまでわかっている。

そして、この主観的健康感が高い人は、腸内細菌において酪酸をつくり出す「ロゼブリア」という酪酸菌が多いことがわかっている。
「自分はＯＫ」と感じられる「幸福感」は腸と関係しているのだ。

第5章

食生活で腸力アップ

——3週間低FODMAP食レシピ

腸内環境を乱す「FODMAP」とは何か

腸にいい食事は、腸の状態で異なる

腸の健康と切っても切り離せないのが「食事」というファクターだ。

食事によって腸に入ってきた食べ物は、腸内細菌のエサとなって発酵・分解されて吸収されやすい物質に変化する。

基本的に、体に有用に働く善玉菌はバランスのいい食べ物をエサとして好み、体にいい影響を与える物質をつくり出す。一方、悪玉菌は高脂質・高カロリーなど体によくないとされる食べ物が大好物で、有害な物質が発生する原因となりやすい。つまり、よく食べるものが「善玉菌好みのもの」か「悪玉菌の好物」かによって、腸内細菌のバランス（腸内フローラの構成）が変わってくるということだ。

高脂質・高カロリーのものばかり食べるのは、悪玉菌を過保護にして「増えろ、増えろ」と毎日エサを与えて続けているようなもの。結果、腸内には悪玉菌ばかりがはびこり、腸内細菌のバランスが偏った「ディスバイオシス」という状態になってしまう。腸内バランスを整えて正常に保つには、バランスのいい食べ物を好む善玉菌をサポートする食生活が大切になってくるのだ。

人間と腸内細菌は共生共存の間柄。何を食べるかで人間の健康が左右されるように、腸内細菌の働きも「何をエサとして食べるか」で決まってくるのである。

この章では、腸内環境を整えて腸の不調を改善し、腸の健康を維持する食品・食材選びの指針を説明していく。

ただし注意しなければいけないのが、「腸に不調がない正常な人」と「下痢や便秘、腹痛など日常的に腸の不調を抱えている人」とでは、腸にプラスになる食事法（食品選びや食習慣）が大きく異なるということだ。

ここを間違えて、腸が不調な人が、腸が元気な人向けの食事法を実践すると、かえって腸の調子が悪化してしまう事態になりかねない。

自分の腸は正常なのか、不調なのか。普段から腸の調子がいいのか、悪いのか。重要なのは、自分の腸の状態をしっかり認識しながら、それに適した食生活を考えるという習慣を持つことなのだ。

〝元気な腸〟を維持し、より整える「4つの食品」

まずは、「正常な腸の持ち主」にとって、今の良好な腸の状態をキープし、善玉菌を成長させてより健康な腸にしてくれる〝善玉食品〟を紹介する。取り上げるのは「発酵食品」「水溶性食物繊維」「オリゴ糖」「ＥＰＡ・ＤＨＡ」の4つだ。ＥＰＡとは「エイコサペンタエン酸」、ＤＨＡとは「ドコサヘキサエン酸」を指す。

①発酵食品（ヨーグルトやキムチ、納豆、みそなど）

発酵食品は、善玉菌を刺激して活性化し、腸のぜん動運動を促進して便通異常を改善する効果がある。また腸内を弱酸性にするため、悪玉菌が増殖しにくい環境づくりにも一役買ってくれる。

②水溶性食物繊維（海藻やごぼう、ブロッコリーなど）

腸内に水分を引き込んで便をやわらかくし、便通をよくする。また善玉菌のひとつである酪酸菌のエサになることで腸内の酪酸を増やす効果もある。その酪酸の働きで、免疫力が高まったり、筋肉が増えたりするなどのメリットがもたらされる。

③オリゴ糖（バナナ、玉ねぎ、豆類など）

善玉菌の代表格である乳酸菌やビフィズス菌のエサとなって、腸内環境の改善に働く。悪玉菌にはあまり好まれず、エサにならないため、効率よく善玉菌だけを増やすことができる。

④EPA・DHA（青魚、鮭、アマニ油、くるみなど）

腸内の炎症を抑えて善玉菌が増えやすい環境に整える働きがある。不飽和脂肪酸のなかの「オメガ3系脂肪酸」に分類され、がん細胞の増殖を抑える成分としても知られる。

これらの〝4大善玉食品（成分）〟を意識して食事に取り入れ、できるだけ多品目をバランスよく食べる。そうすることで腸内細菌はより活発に働くようになり、より健康的な腸生活を維持することができる。

〝弱った腸〟をより悪化させる「4つの糖質(FODMAP)」

ここからは何らかの日常的な腸の不調を抱えている人、つまり「すでに腸内環境が乱れている人」「IBS(過敏性腸症候群)やSIBO(小腸内細菌増殖症)のような症状がある人」が腸を労《いた》わって不調を改善するための食事法だ。

腸が不調な人に腸が正常な人の食事法をそのまま当てはめても、かえって逆効果になってしまうことが少なくない。

例えば、前項で紹介した発酵食品や食物繊維。健康な腸の持ち主にとってはうれしい「整腸食」なのだが、IBSやSIBOの人がこれらを摂取すると、かえって便秘や下痢が悪化してしまうことがわかっている。不調な腸の持ち主にとっては、整腸食が味方どころか、敵にさえなることがある。これは本当に要注意な事態なのである。

では腸の不調を抱えている人たちは、食生活において何を注意すべきなのだろうか。

そのキーワードとなるのが「FODMAP《フォドマップ》」である。

FODMAPとは、

「F」：Fermentable ＝発酵性の（以下の4つの糖質）

「O」：Oligosaccharides ＝オリゴ糖（ガラクトオリゴ糖・フルクタン）

「D」：Disaccharides ＝二糖類（ラクトース）

「M」：Monosaccharides ＝単糖類（フルクトース）

「A」：and

「P」：Polyols ＝ポリオール

乱れている腸内環境をさらに悪化させる、「オリゴ糖」「二糖類」「単糖類」「ポリオール」の4種類の「発酵性糖質」の頭文字を組み合わせた言葉だ。「発酵性の」を意味する「F」（Fermentable）という形容詞は「O」「D」「M」「P」の4つすべてにかかる。

近年、FODMAPは医学界でも注目されており、世界でもっとも権威の高い消化器系の医学雑誌『ガストロエンテロロジー』誌の表紙を飾るほど話題になっている。

図5−1　ＦＯＤＭＡＰとは

F 発酵性の（以下４つの糖質）

O オリゴ糖

- **・フルクタン**
  小麦（パン、うどん、パスタなど）・玉ねぎ・にんにく・にら・柿・桃など

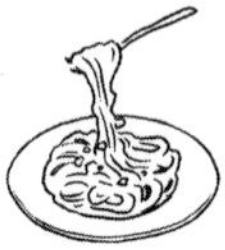

- **・ガラクトオリゴ糖**
  豆類（大豆、ひよこ豆など）・とうもろこし・納豆・豆乳・カシューナッツなど

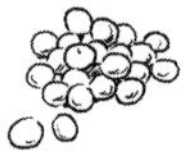

D 二糖類

- **・乳糖**
  牛乳・ヨーグルト・クリームチーズ・ブルーチーズ・アイスクリームなど

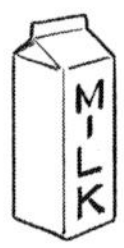

M 単糖類

- **・果糖（フルクトース）**
  はちみつ・リンゴ・すいか・なし・マンゴー・アスパラガスなど

A

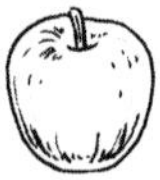

P ポリオール（糖アルコール）

- **・ソルビトール**
  とうもろこし・リンゴ・なし・桃・さくらんぼ・プラムなど
- **・マンニトール**
  しいたけ・マッシュルーム・さつまいも・カリフラワー・さやえんどう・すいかなど

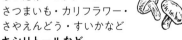

- **・キシリトールなど**

これらの糖質がなぜ〝すでに悪化している〟腸内環境をより悪化させるのか。それは「小腸のなかでの吸収が非常に悪い」からだ。これによって、腸のなかでは以下のようなトラブルの発生リスクが高まってしまう。

ひとつは「腸内が水びたしになる」ことだ。このトラブルには腸内の浸透圧（濃いものを薄めようとする作用）がかかわってくる。

摂取したＦＯＤＭＡＰの糖質は小腸でほとんど吸収されない。その結果、ＦＯＤＭＡＰの糖質が小腸内で吸収されずに滞留し、腸内の「糖質濃度」が高くなる。人間の腸は濃いものを薄めようという性質を持っている。高濃度の糖質によって腸の浸透圧が高まり、それを薄めようと血管から大量の水分が小腸内に引き込まれる。結果、小腸内が〝水びたし〟になってしまい、それが原因となって下痢や腹痛などおなかの調子が悪くなるというわけだ。

もうひとつのトラブルは「大腸内でのガスの大量発生」だ。小腸で吸収されなかったＦＯＤＭＡＰの糖質たちは小腸をスルーし、大腸へと送られる。本来ならば大腸には、小腸で栄養素を吸収され尽くした〝出がらし〟に近い残りカスしか届かない。そこに栄養満点のエサとしてＦＯＤＭＡＰ糖質が届けられれば大腸内の腸内細菌は喜んでそれを食べ、分解し、急速に発酵させる。ＦＯＤＭＡＰは腸内細菌にとってファーストフードのようなものなのだ。

腸内細菌はＦＯＤＭＡＰを急速に発酵させてガスをつくり出す。その結果、大腸内では水素ガスやメタンガス、硫化水素が大量発生し、おなかの張りや下痢、便秘などを引き起こす結果となってしまうのだ。

健康な腸でもある程度のガスは発生するが、ＩＢＳやＳＩＢＯの人の場合はとくに、ガスの発生を促進したり、過剰な短鎖脂肪酸を産生したりする腸内細菌（ヴァイロネラやラクトバチルスなど）が多くなっている。不調な腸でガスが過剰発生する、あるいは、腹痛が出やすいのは、そうした腸内環境の影響がある。

適量の短鎖脂肪酸は健康によいが、過剰な短鎖脂肪酸は腸の不調を招く。とくにＩＢＳの人では、短鎖脂肪酸の酢酸とプロピオン酸が多い人ほど重症であることがわかっている。

ＦＯＤＭＡＰは誰にとっても吸収が難しい糖質であるが、人によってはより吸収が悪い。そのため健康な腸ならば問題にならないＦＯＤＭＡＰが、別の人の腸が持っている腸内細菌の性質によっては吸収が非常に困難になってしまう。それが腸にとどまることで、「大洪水」と「異常なガス発生」という〝腸内災害〟を起こす――。

腸の調子が悪い人、ＩＢＳやＳＩＢＯと診断された人がＦＯＤＭＡＰの４糖質の摂取を避けるべき理由はここにある。そして普段から自分に合わないＦＯＤＭＡＰはどれかを把握し、できる限りそのＦＯＤＭＡＰが少ない食事、つまり「低ＦＯＤＭＡＰ食」を心がけることが大事になるのである。

さて、次ページ以降は、腸の不調に悩む人のための「低ＦＯＤＭＡＰ食レシピ」を取り上げる。

「低ＦＯＤＭＡＰ食」は欧米を中心に関心が高まっており、オーストラリア・モナッシュ大学をはじめとする世界中から「低ＦＯＤＭＡＰ食は、ＩＢＳ症状の軽減効果がある」という研究論文が発表されており、実施に有効性の高い食事療法として実践されている。

下痢や腹痛、ガス、おなかの張りで日常生活を普通に暮らすことにすら困難を覚えている人は本当に多い。そういう人はこれまで本当に辛い思いをしてきたと思う。そんな人ほど、ぜひ低ＦＯＤＭＡＰ食を毎日の食事に取り入れて、腸の調子の改善に役立てていただきたい。

ここで酪酸について補足しておく。第１章の最後で酪酸菌を増やす食事について書いたが、この多くは高ＦＯＤＭＡＰ食であることがわかるだろう。したがってＩＢＳやＳＩＢＯの人は避けたほうがよいものも含まれる。ただ、米や玄米は酪酸を増やす食材でありながら、低ＦＯＤＭＡＰなので、ＩＢＳやＳＩＢＯの人が酪酸を増やすためにおすすめである。米はすべての食材のなかでもっともガスをつくりづらい食品であることも覚えておいてほしい。

第 5 章

食生活で腸力アップ——3週間低FODMAP食レシピ

3週間で腸が生き返る！「低FODMAP食事法」

本項では「低FODMAP食事法」について紹介する。実際に3週間この食事法を実践したところ、おなかの調子が不調だった人の約75パーセントが改善したという実証データが報告されている。私のクリニックでも低FODMAP食事法の実践で何をやっても良くならなかった便秘や下痢などのおなかの症状が改善する患者さんは多い。

低FODMAP食事法は次の3つのステップで進める。

①3週間は高FODMAP食品を一切摂らない（リセット期）

②その後、1グループずつ高FODMAP食品を試す（チャレンジ期）

③食後にどのFODMAP成分（4種類）を食べるとどんな症状が出るのかを記録して、自分の体質に合う食品を特定する（チェック期）

まずは「リセット期」だ。低FODMAP食事法では、おなかの調子が悪い人がまず取り組むべきこととして、問題を引き起こす可能性の高いFODMAPという糖質をできるだけ避ける食事を提案している。3週間の間、すべての高FODMAP食品を控えて、低FODMAP食品だけを摂取する。最初にこれでおなかの不調を鎮めることを目指す。

次は「チャレンジ期」。ガラクトオリゴ糖やフルクタン、ラクトース、フルクトースなどの糖質別に1週間ずつ摂取して、おなかの症状が出るかどうかを確認する。不調になればその高FODMAP食品はあなたの腸に合っていないものとなり、避けたほうがいい糖質ということになる。なお、体に合わなかったFODMAPも一生食べられないというわけではなく、加齢とともに食べられるようになることもあるし、少量なら食べられることもあるので徐々にその量（許容量）を見極めていくとよい。

そして「チェック期」で自分の体質に合う糖質を特定する。自分の体質に合わないFODMAPがわかったら、該当のFODMAPが含まれる食品を避けた食生活を続けてみてほしい。なお、食べられるFODMAP成分はできるだけ食べること。すべてのFODMAPを食べてはいけないのではなく、自分に合わないFODMAPだけを避けるのだ。

食事中に最適な飲み物は水だ。市販のジュースはFODMAPである果糖が多く含まれているので避けたい。

さまざまなFODMAPの中でも、体に合わない人が多いのが小麦粉である。「フルクタン」というオリゴ糖が含まれている。パンやパスタなど麵類を控えて、主食を白米に切り替えるだけでもおなかの調子が改善した人は多い。まずはここから始めてみるというのも手だ。

食品　一覧表

穀物

高 FODMAP	低 FODMAP
大麦／小麦／ライ麦／パン（大麦、小麦、ライ麦）／ラーメン（小麦）／うどん／そうめん／クスクス（小麦）／とうもろこし／ピザ／お好み焼き／シリアル（大麦、小麦、オリゴ糖、ドライフルーツ、ハチミツを含むもの）／ケーキ／パイ／パンケーキ／焼き菓子　など	米・玄米／米粉類／そば（10割）／グルテンフリーの食品／オートミール／シリアル（米、オート麦）／タコス／コーンスターチ／ポップコーン／タピオカ（白・無糖）／ポテトチップス（少量）／コーンミール／フォー／ビーフン／こんにゃく麺　など

肉・魚・卵・豆・ナッツ

高 FODMAP	低 FODMAP
ソーセージ／カシューナッツ／ピスタチオ／アーモンド（20粒以上）／あんこ／きな粉／豆類（大豆、さやえんどう、ひよこ豆、あずき）／納豆／絹ごし豆腐／豆乳　など	ベーコン、ハム／豚、鶏、羊肉／牛肉（赤身）／魚介類／卵／木綿豆腐／アーモンド（１０粒以下）／ヘーゼルナッツ（10粒以下）／くるみ／ピーナッツ／栗／かぼちゃの種

高・低FODMAP

野菜・いも・きのこ類

高 FODMAP	低 FODMAP
アスパラガス／ゴーヤ／玉ねぎ／にんにく／にら／カリフラワー／ゴボウ／セロリ／キムチ／きくいも／さつまいも／きのこ類（しいたけ、マッシュルーム、えのき）／らっきょう／さといも／ねぎ など	レタス、キャベツ／なす／トマト／大根（ラディッシュ）／ブロッコリー／にんじん／たけのこ／ピーマン／もやし／ほうれん草／ちんげん菜／かぼちゃ／白菜／きゅうり／かぶ／ズッキーニ／パセリ／じゃがいも／パクチー／しょうが／海藻類／オクラ／モロヘイヤ／とうがらし／オリーブ

スパイス・調味料

高 FODMAP	低 FODMAP
ハチミツ／オリゴ糖／コーンシロップ（果糖ブドウ糖液糖など）／ソルビトール／キシリトールなどの甘味料／アップルソース／トマトケチャップ／カスタード／カレーソース／バーベキューソース／ブイヨン／固形スープの素／バルサミコ酢	塩／みそ／しょうゆ／マヨネーズ（大さじ3まで）／オリーブ油／酢／缶詰トマト／ココア／ココナッツオイル／メープルシロップ／魚油／キャノーラ油／オイスターソース／ウスターソース／ピーナッツバター／酵母／ミント／バジル／カレー粉／こしょう／とうがらし（粉末） など

食品　一覧表

乳製品

高 FODMAP	低 FODMAP
牛乳／乳糖を含む乳製品全般／ヨーグルト／アイスクリーム／クリーム類全般／ラッシー／ミルクチョコレート／ホエイチーズ／豆乳（大豆由来）／プロセスチーズ／カッテージチーズ／ブルーチーズ／クリームチーズ／プリン／コンデンスミルク　など ※硬めのチーズは低FODMAPであることが多い ※乳糖が多いチーズは避けるとよい	バター／マーガリン（牛乳を含まないもの）／ラクトフリー（乳糖が入っていないもの）／アーモンドミルク／カマンベールチーズ／チェダーチーズ／ゴルゴンゾーラチーズ／モッツァレラチーズ／パルメザンチーズ　など

果物

高 FODMAP	低 FODMAP
りんご／スイカ／あんず／桃／梨／グレープフルーツ／アボカド／ライチ／柿／西洋梨／パパイヤ／さくらんぼ／干しぶどう／いちじく／マンゴー／ドライフルーツ／プルーン／メロン／ざくろ／ブラックベリー／グァバ／すもも／プラム／これらを含んだジュース／缶詰のフルーツ など	バナナ／いちご／ココナッツ／ぶどう／キウイ／オレンジ／レモン／キンカン／パイナップル／ライム／ラズベリー／ブルーベリー／ザボン／クランベリー／ドリアン／パッションフルーツ など

高・低FODMAP

飲み物

高 FODMAP	低 FODMAP
レモネード（加糖）／ウーロン茶／ハーブティー／麦芽コーヒー／シリアルコーヒー／チャイ／カモミールティー／エナジードリンク／マルチビタミンジュース／ポートワイン／ラム酒／シェリー酒／甘いワイン／りんご酒／甘いスパークリングワイン　など	紅茶／コーヒー（無糖）／緑茶／レモンジュース（無糖）／クランベリージュース／チャイ（薄いもの）／ビール／ジン／ウォッカ／ウイスキー／甘くないワイン／タピオカティー／ラム以外のリキュール／水／白茶、中国茶（ウーロン茶以外）／日本酒　など

「低FODMAP食事法」レシピ

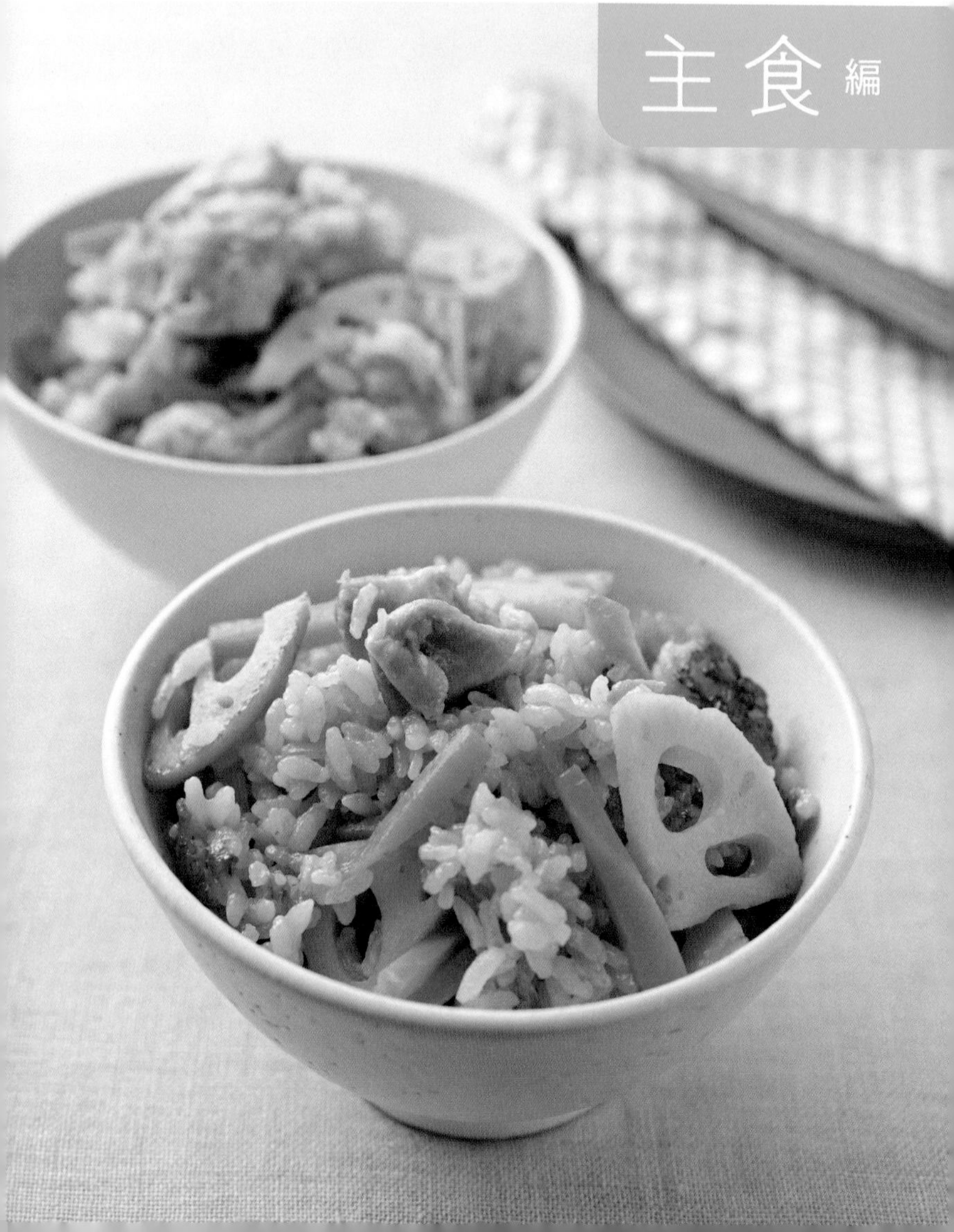

1 具だくさん 和風炊き込みごはん

材料（2合分）

（作りやすい分量）

米…2合

鶏もも肉…1枚（300g）

にんじん…1/4本（50g）

れんこん…4cm分（80g）

A
- 醤油…大さじ2
- 酒…大さじ1
- 和風顆粒だし…小さじ1

366 kcal

作り方

1 米はといで炊飯器の2合の目盛りにあわせて水加減し、30分吸水させる。水大さじ3を捨てる。

2 鶏肉は皮と脂を取り3~4cm 四方に切る。にんじんは細切り、れんこんは4mm 厚さのいちょう切りにしてさっと水にさらして水気をきる。

3 1にＡの調味料を加えて混ぜ、上に2の具を、米と混ざらないように静かにすべてのせる。

4 炊飯器の「炊き込みごはん」モード、なければ「白米普通」モードで炊飯する。炊き上がったらさっくりと混ぜる。

アレンジ

鶏もも肉の代わりに鶏むね肉や豚薄切り肉でも。野菜はれんこんの代わりにたけのこ水煮、水でもどした切り昆布、芽ひじき、むき甘栗（甘味料不使用）などを加えても。醤油の半量をオイスターソースにし、ごま油を小さじ1加えると中華風の味付けに。

1人分（1/4量） 366キロカロリー/食塩相当量1.7g
調理時間 10分（吸水、炊飯時間除く）

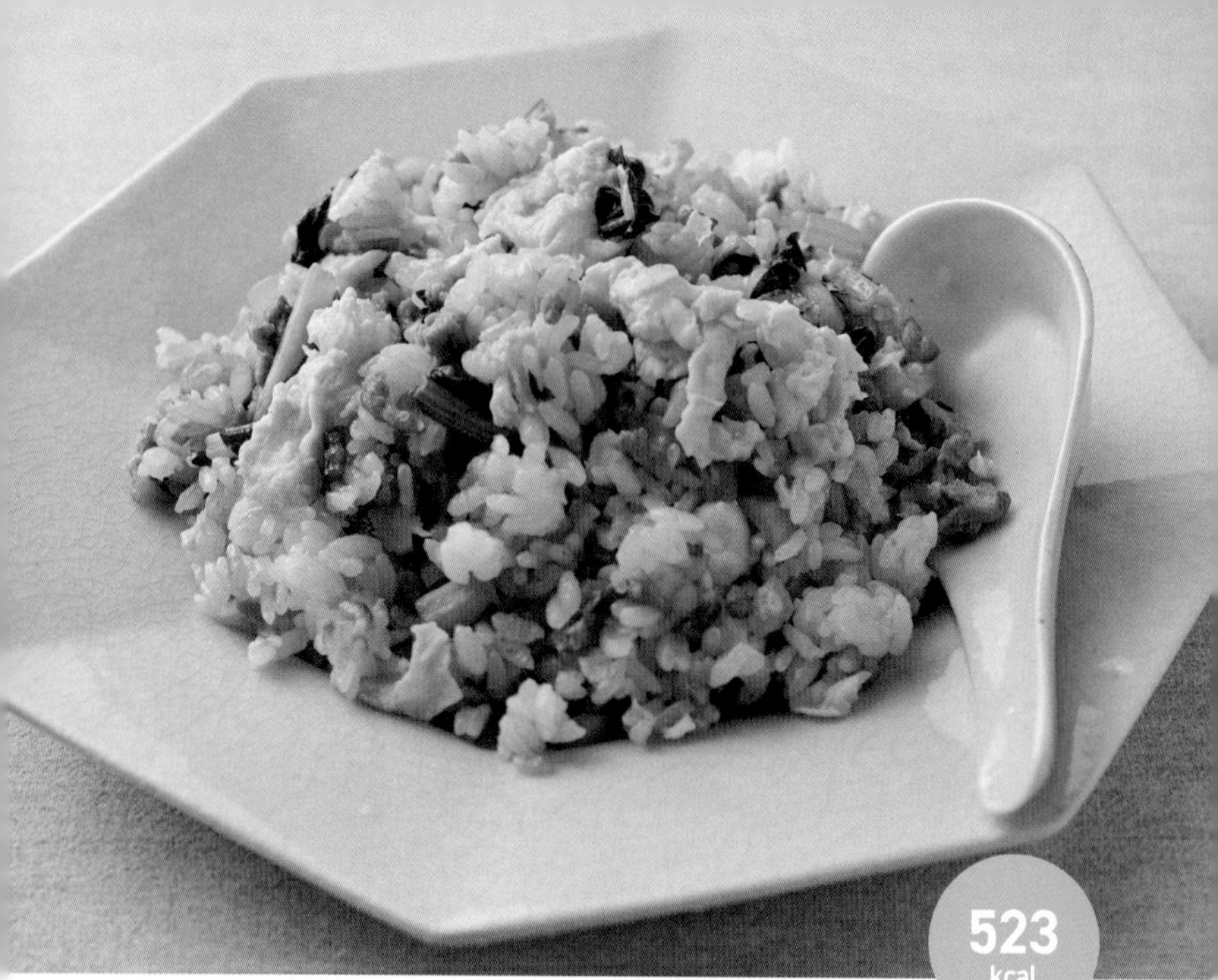

523
kcal

2 チャーハン

材料（2人分）

ごはん…茶碗2杯分（350g）
豚ひき肉…100g
卵…2個
小松菜…2株
ごま油…大さじ1
A
- 醤油…小さじ2
- 和風顆粒だし…小さじ1/2
- 塩、こしょう…各少々

作り方

1 小松菜は1cm長さに切り、葉の部分はざく切りにする。卵は溶きほぐす。

2 フライパンにごま油の半量を中火で熱し、1の卵を入れて手早く炒めて一度取り出す。

3 2のフライパンに残りの油を中火で熱し、豚ひき肉を入れて色が変わるまで2分ほど炒める。ご飯を加えて炒め、小松菜も加えて炒め合わせる。A、2の卵を入れて、炒め合わせる。

ワンポイント
お好みで玄米ごはんでもおいしくできます。

1人分　523キロカロリー/食塩相当量2.2g
調理時間　15分

3 野菜入り牛丼

材料（2人分）

牛切り落とし肉（赤身）…200g
大根…150g（約4cm分）
A
- 醤油…大さじ1・1/2
- 酒…大さじ1・1/2
- 砂糖…大さじ1
- 水…3/4カップ（150ml）
- 和風顆粒だし…小さじ1/2
- すりおろしたしょうが…小さじ1/2

ごはん…茶碗2杯分（350~400g）
紅しょうが…適量

作り方

1 牛肉は大きければ4cm長さに切る。大根は皮をむいて3mm厚さ×8mm幅×6cm長さの短冊切りにする。

2 鍋にA、1を入れて中火で沸騰させ、あくを除く。弱火にして蓋をし、途中1~2度混ぜながら15分ほど煮る。途中煮汁が足りなくなったら水1/4カップを足し、最後に煮汁が多ければ蓋を取り、中火で2~3分間煮詰めて調節する。

3 器にごはんを盛り、軽く汁気をきって2をのせる。お好みで紅しょうがを添える。

1人分　427キロカロリー/食塩相当量2.0g
*煮汁は70%を食べたとして計算
調理時間　25分

427 kcal

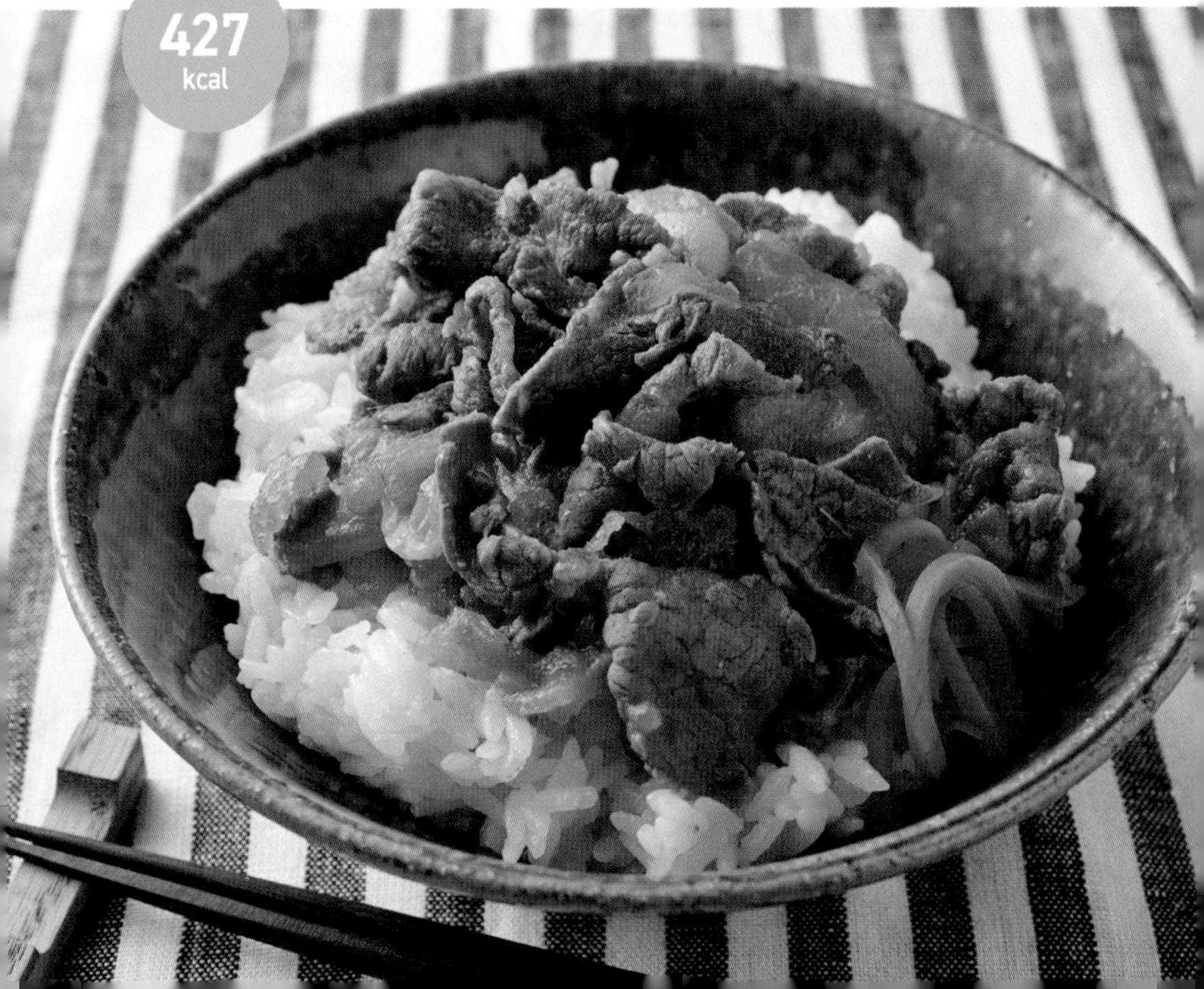

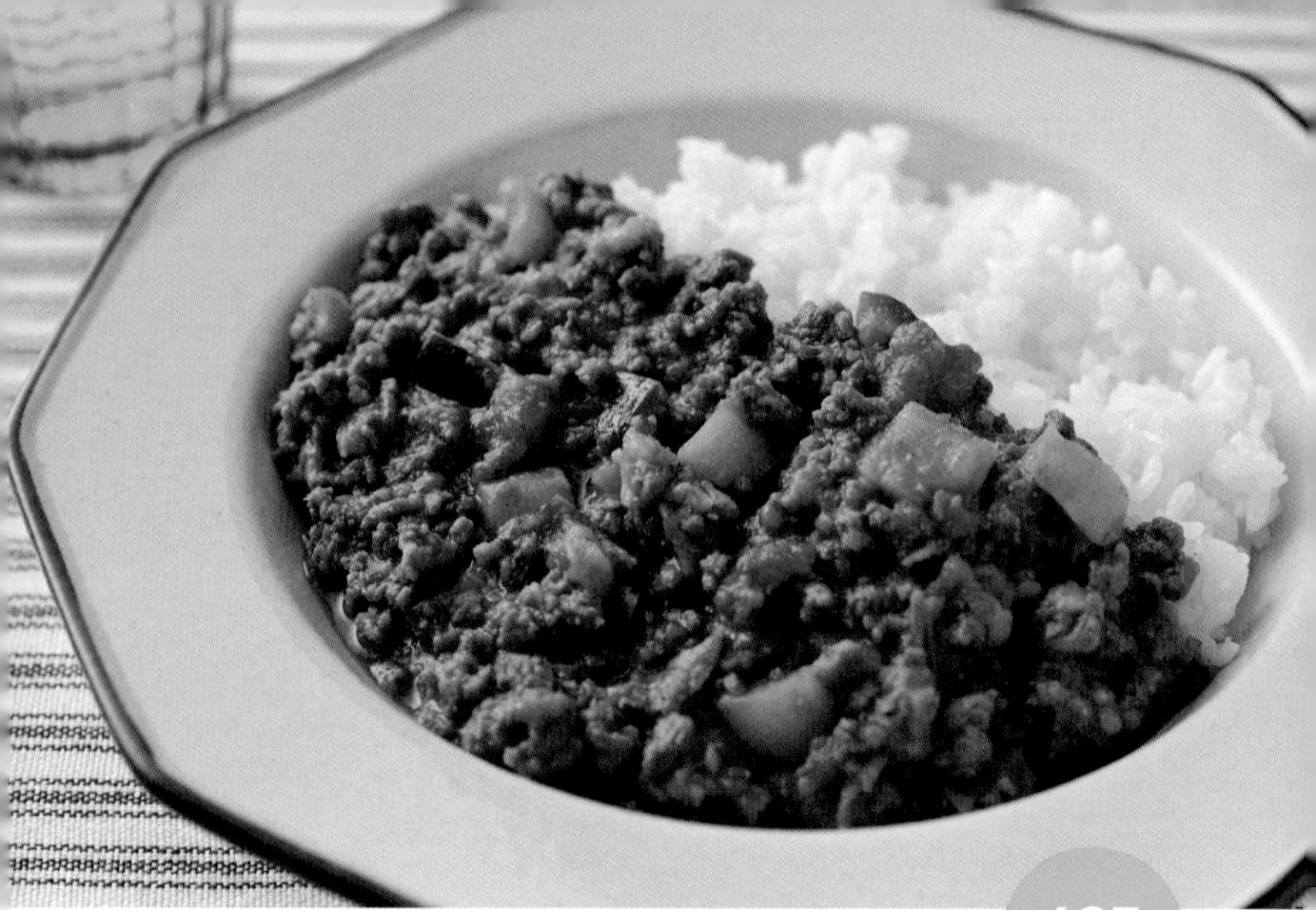

605
kcal

4 ひき肉となすのキーマ風カレー

材料（2人分）

合いびき肉…200g
なす…1本
パプリカ（黄色）…1/2個
トマト…1・1/2個
オリーブ油…大さじ1/2

A
- 水…150ml
- ウスターソース…大さじ1
- しょうがすりおろし…小さじ1/2
- カレー粉…大さじ1
- すり白ごま…大さじ1
- 塩…小さじ1/4~1/3

*ごはん…茶碗2杯分（350g）

作り方

1 なす、パプリカは1cm角、トマトは1.5cm角に切る。

2 鍋に合いびき肉を入れて2~3分炒め、脂が出てきたら軽くペーパーでふき取る。オリーブ油を入れて1のなす、パプリカを入れて2~3分炒める。

3 A、トマトを加えて中火で一度沸騰させ、弱火にして蓋をし、ときどき混ぜながら約15分間煮る。器にごはんを盛り、カレールーをかける。

1人分　605キロカロリー/食塩相当量1.5g
調理時間　25分

5 鶏ひき肉のガパオ風炒め

材料(2人分)

鶏ひき肉…200g
ピーマン…2個
パプリカ(赤)…1/2個
バジル…2枝
サラダ油…小さじ1
A
- オイスターソース…大さじ1~1・1/3
- 醤油…小さじ1/2
- 酒…大さじ1
- 和風顆粒だし…小さじ1/2
- しょうがすりおろし…小さじ1/3

ごはん…茶碗2杯分(350g)
目玉焼き…お好みで2個

作り方

1 ピーマン、パプリカは1~1.5cm 四方に切る。バジルは枝から葉の部分をちぎっておく。

2 フライパンに油を中火で熱し、鶏ひき肉を入れて2~3分炒め、色が変わってきたらピーマンとパプリカを加えてさらに3~4分ほど炒めて火を通す。

3 2にAを加えて中火で煮絡め、バジルの葉を加えてひと混ぜし火を止める。

4 器にごはん、3をのせ、お好みで目玉焼きを添える。

ワンポイント
あればナンプラーを入れると本格的に。その場合は、ナンプラー大さじ1/2、オイスターソース大さじ1/2にして醤油、和風顆粒だしはなしにして味をみて調整する。

1人分　595キロカロリー/食塩相当量1.9g
調理時間　20分

595 kcal

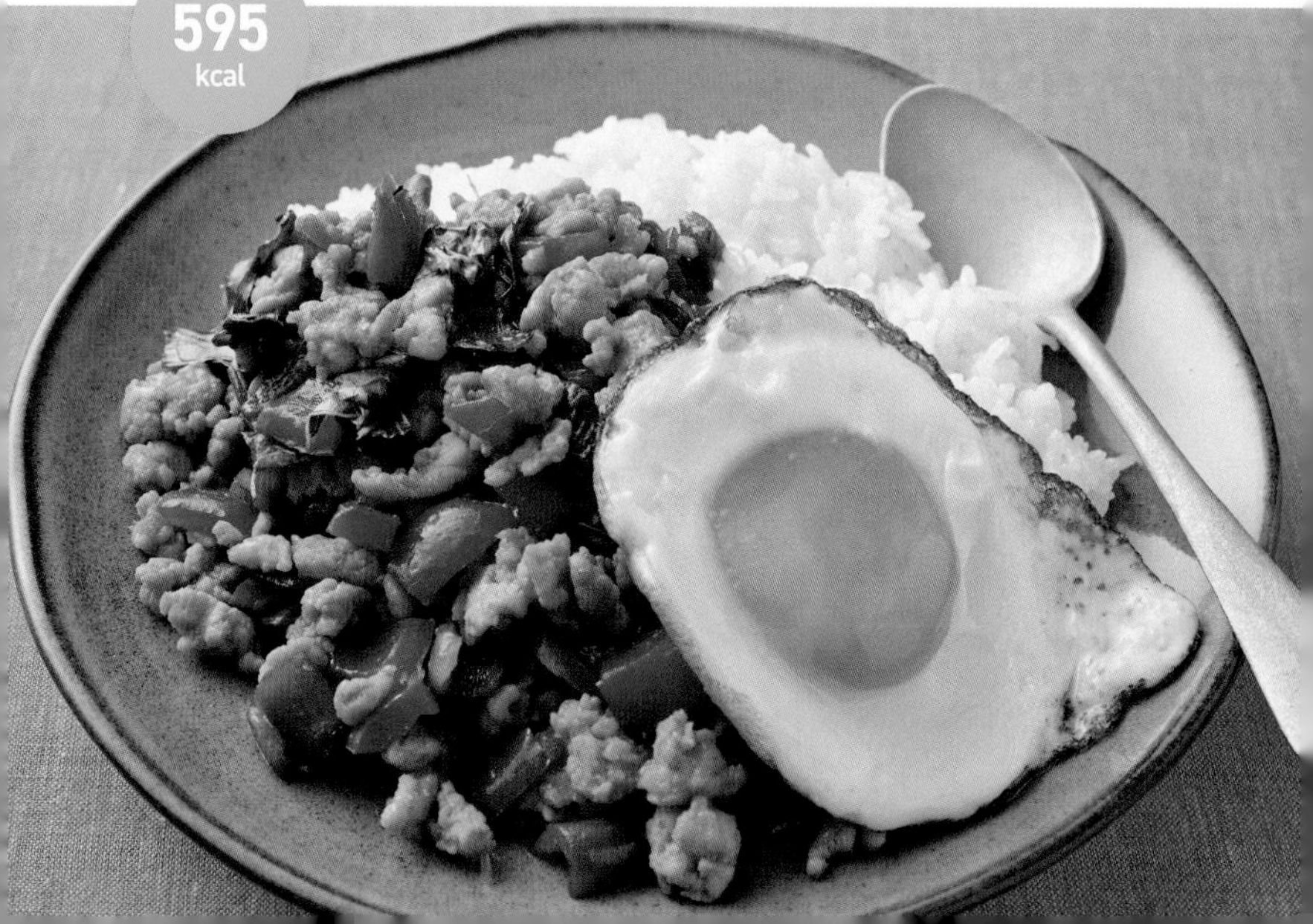

主菜編

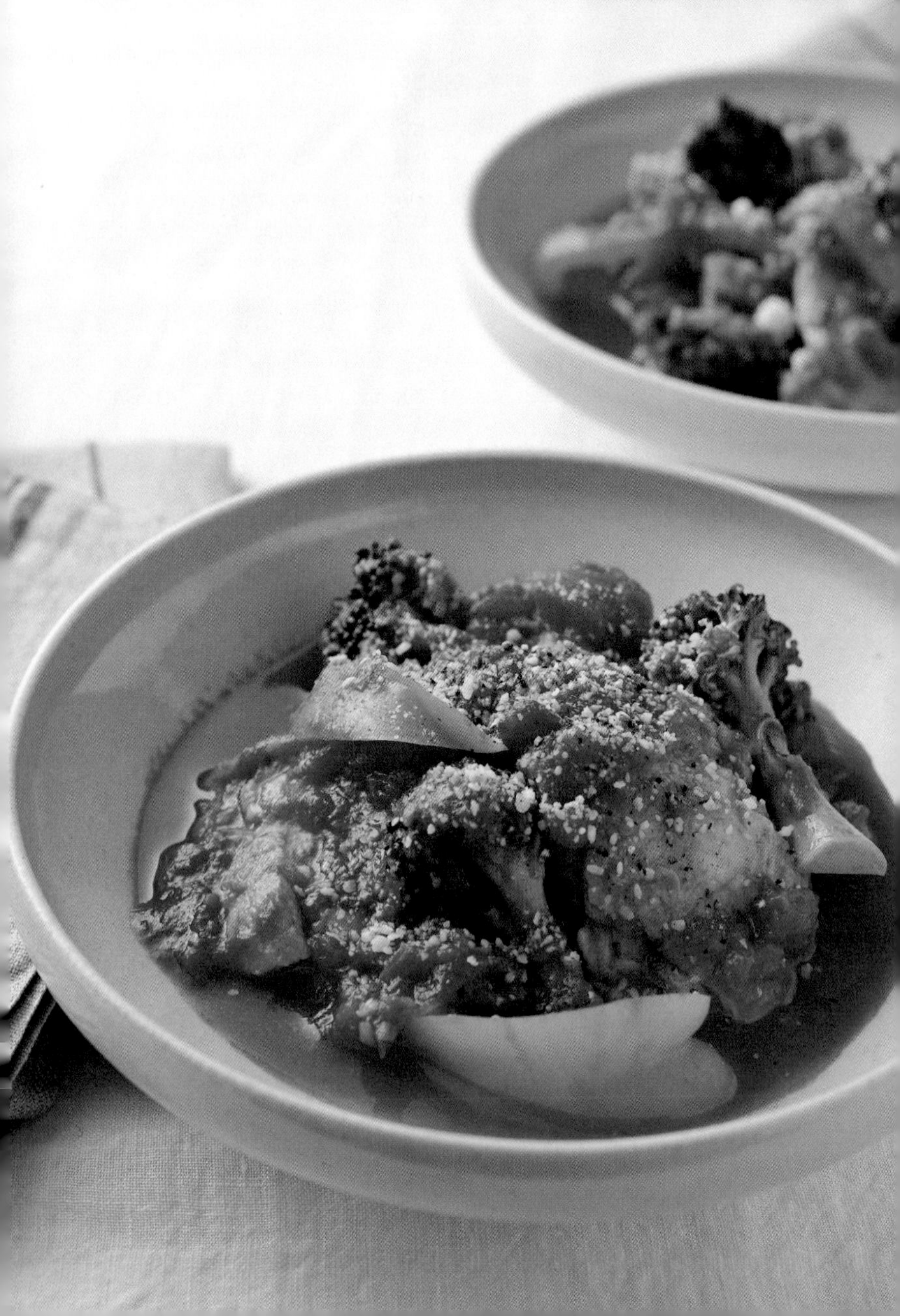

6 鶏もも肉のトマト煮

材料（2人分）

鶏もも肉…1枚（250g）
塩、こしょう…各少々
ブロッコリー…1/3株（6房）
パプリカ（黄色）…1/2個
オリーブ油…大さじ1/2
A［トマト水煮（ホール）…300g
酒…大さじ1
水…1/4カップ
塩…小さじ1/4］
*ブラックペッパー…少々
*粉チーズ…少々

作り方

1 鶏もも肉は、ペーパーで水気をしっかりとおさえ、肉からはみ出ている余分な皮と脂を除き、4~5cm 四方に切る。塩、こしょうをふる。ブロッコリーは小房に分け、パプリカは1.5cm幅に切り、長ければ長さを半分にする。

2 フライパンにオリーブ油をしいて1の鶏肉を皮目を下にして並べ、中火にかける（コールドスタート）。空いているところにパプリカも入れて3~4分鶏肉に焼き目がつくまで焼く。

3 2の鶏肉を裏返し、A を加えてトマトをへらでつぶしながら煮る。一度沸騰させ、ブロッコリーも加え、蓋をして約4分間火が通るまで煮る。器に盛り、好みで粉チーズ、ブラックペッパーをかける。

358
kcal

1人分　358キロカロリー/食塩相当量1・7g
調理時間　15分

ワンポイント

鶏もも肉の代わりに鶏むね肉、ささみ、豚ヒレ肉などでも。野菜はなす、かぼちゃ、オクラなどでも。かぼちゃなどの固い野菜を加えるときは、作り方3で煮込み時間を長めにして調節する。

仕上げにカマンベールチーズを切ってのせるとコクのあるトマトクリーム風の味わいに。

具を少なめにして、やや小さ目に切り、仕上げにごはんを加えてさっと煮ると手軽なトマトリゾットに。

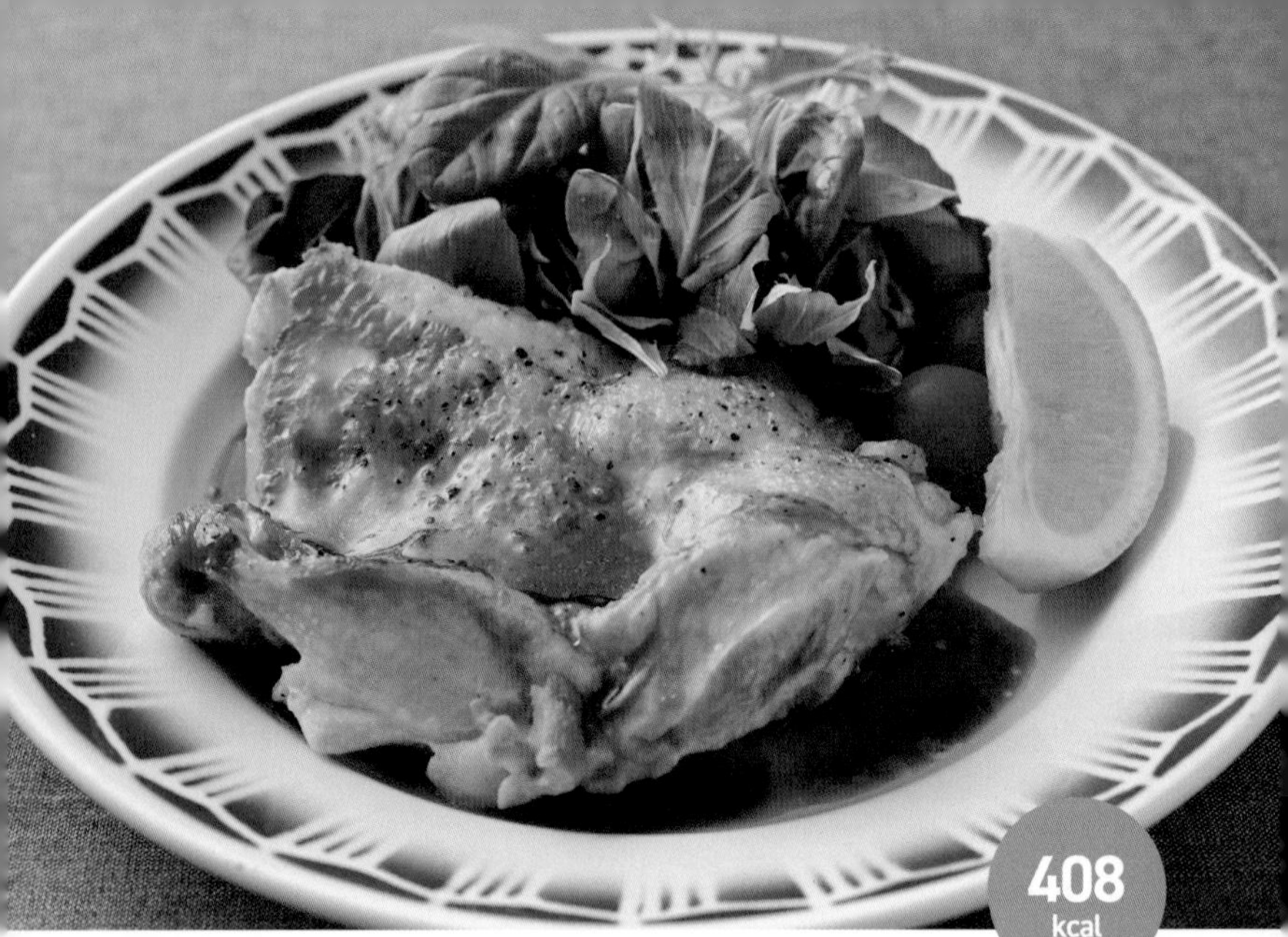

7 鶏もも肉のパリパリ焼き

材料(2人分)

鶏もも肉…小2(400~500g)
塩、ブラックペッパー
…各少々
オリーブ油…大さじ1/2

A
- 醤油…大さじ1
- 酒…大さじ1
- 水…大さじ2
- 片栗粉…小さじ1/3

*付け合わせのベビーリーフ、ミニトマト…各適量
*レモンのくし形切り…適量

1人分　408キロカロリー/食塩相当量2.4g
*1人分200gの鶏肉で計算
調理時間　15分

作り方

1 鶏もも肉は、ペーパーで水気をしっかりとおさえ、肉からはみ出ている余分な皮と脂を除き、両面に塩、ブラックペッパーをふる。

2 フライパンにオリーブ油をしいて1の鶏肉を皮目を下にして並べ、中火にかける。蓋をして約4分間、皮に焼き目がつくまで焼き、裏返す。蓋をして同様に約4分間焼いて火を通す。竹串を刺してみて透明な肉汁が出てくればOK。器に盛り、付け合わせの野菜やレモンを添える。

3 2のフライパンの油をペーパーでふき取り、Aを加えて混ぜながら中火でとろみが軽くつくまで煮る。2の肉にかける。

ワンポイント
醤油ソースの仕上げに粒マスタード小さじ1を混ぜると、マスタード醤油ソースに。

8 野菜炒め

材料(2人分)

豚こま切れ肉…150g
キャベツ…1/6個(200g~250g)
にんじん…1/4本
ピーマン…1個
もやし…100g
ごま油…大さじ1
塩、こしょう…各少々

A
醤油…大さじ1/2
塩、こしょう…各少々
和風顆粒だし…小さじ1/3

B
片栗粉…小さじ1
水…大さじ1

作り方

1 豚肉は大きければ4cm長さに切り、塩、こしょうする。キャベツはざく切り、にんじんは短冊切り、ピーマンは8mm幅に切る。

2 フライパンに油を中火で熱し、1の豚肉を2~3分色が変わるまで炒める。にんじん、キャベツ、ピーマン、もやしの順に加えながら炒める。

3 2に混ぜ合わせたAを加えて手早く炒め、Bを混ぜて加えて炒め合わせる。

ワンポイント
野菜はほかに、白菜、小松菜、チンゲン菜などでも。豚肉の代わりにシーフードミックスなどでも。

1人分 203キロカロリー/食塩相当量1.6g
調理時間 15分

203 kcal

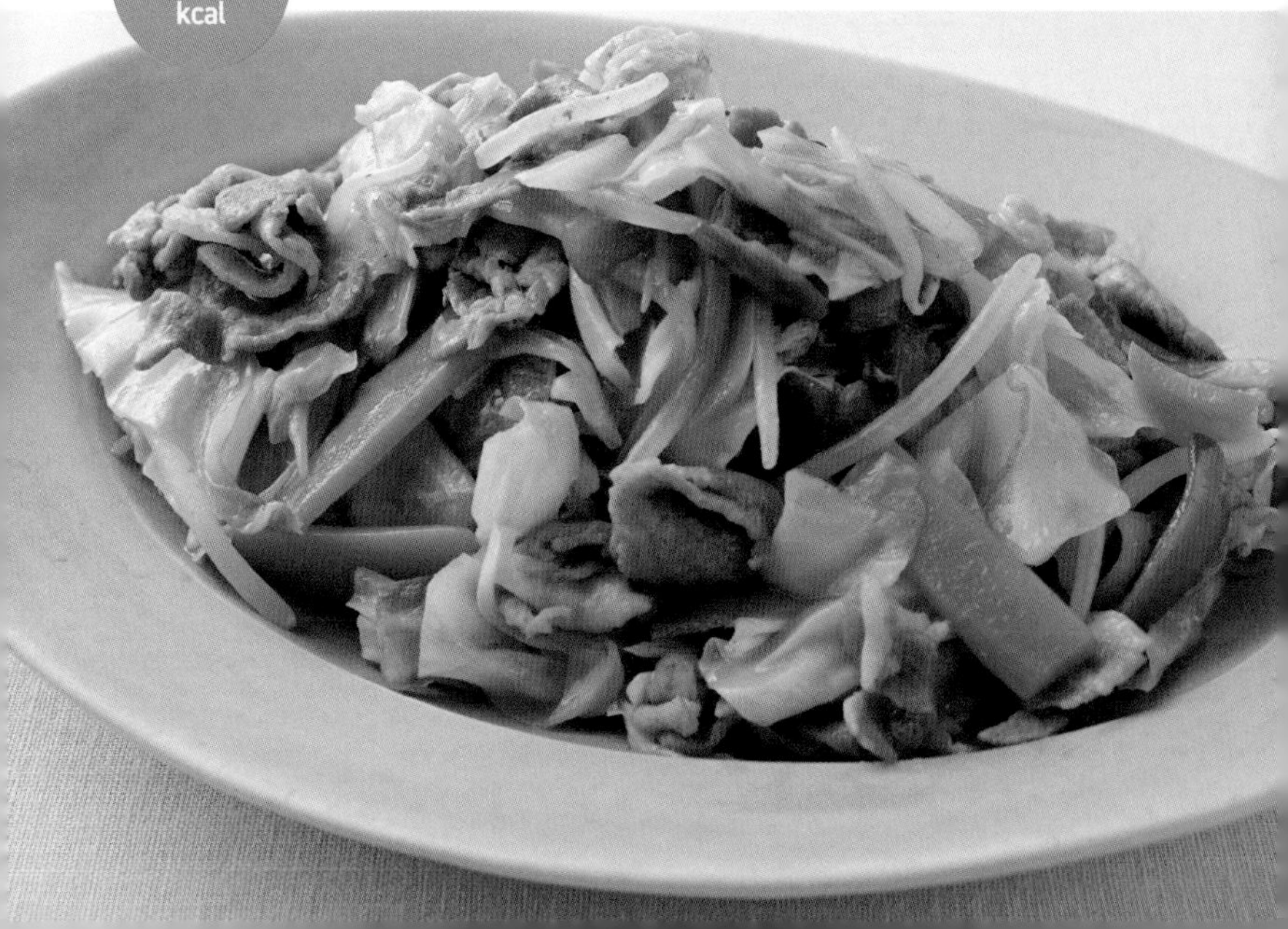

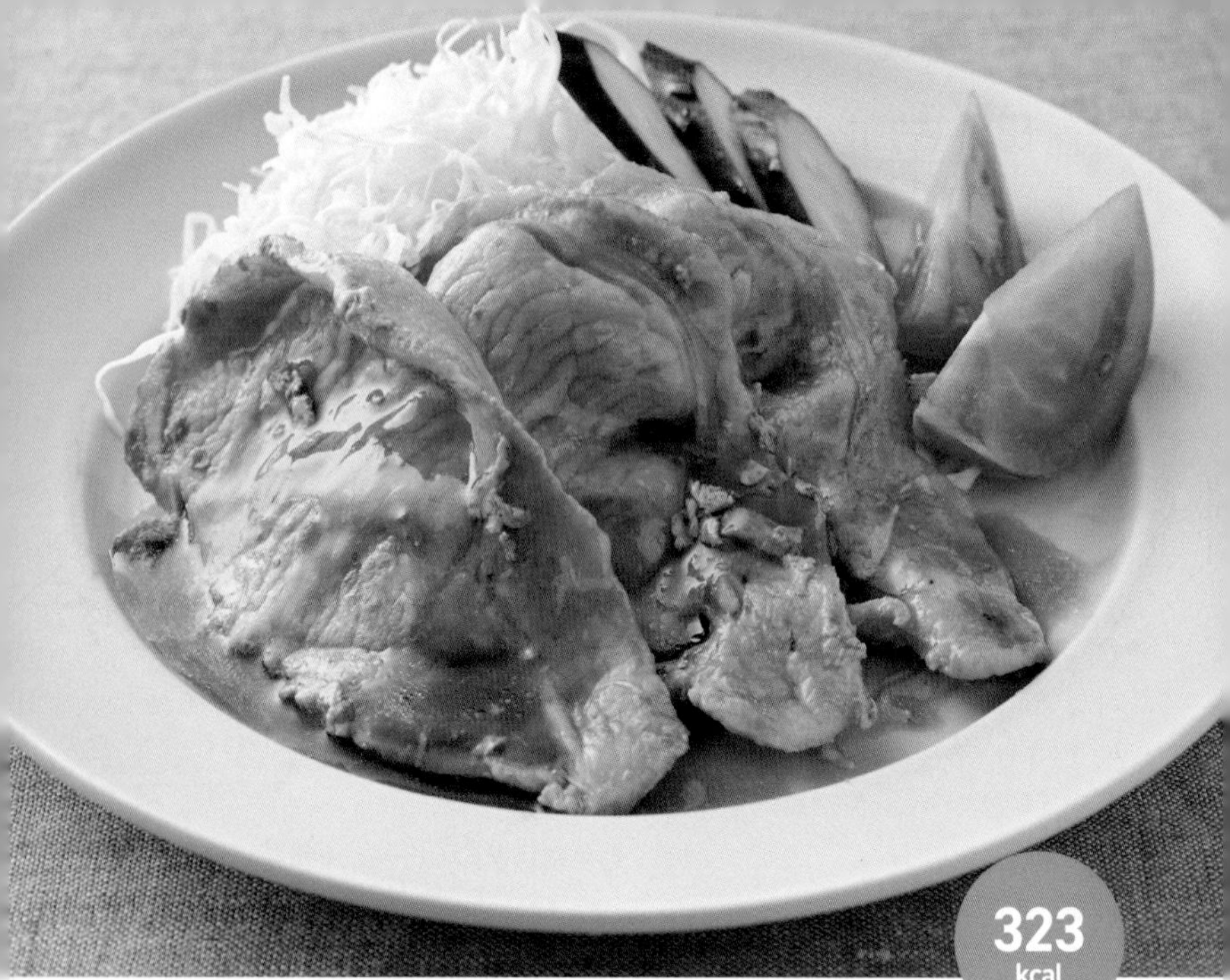

323
kcal

9 生姜焼き

材料(2人分)

豚生姜焼き用…200g(4~6枚)
サラダ油…小さじ1

A
- 醤油…大さじ1・1/3
- 酒…大さじ1
- 水…大さじ2
- 砂糖…大さじ1/2
- 片栗粉…小さじ1/2
- しょうがすりおろし…小さじ1/2

*付け合わせ
キャベツの千切り…適量
トマトくし形切り…適量
きゅうりの斜め薄切り…適量

作り方

1 豚肉は筋に1枚当たり2~3か所切込みを入れる。

2 フライパンに油を中火で熱し、1の豚肉を並べる。焼き色がつくまで2分ほど焼き裏返す。同様に裏面も2~3分焼く。

3 2の余分な脂をペーパーでふき取り、Aを加えて煮絡める。器に盛り、付け合わせの野菜を添える。

1人分　323キロカロリー/食塩相当量1.9g
調理時間　10分

10 牛肉と野菜のオイスター炒め

222 kcal

材料(2人分)

牛切り落とし肉(赤身)…200g
ピーマン…3個
パプリカ(赤)…1/2個
たけのこ水煮(細切り)…60g
塩、こしょう…各少々
ごま油…大さじ1

A
- 鷹の爪の輪切り…一つまみ
- オイスターソース…大さじ1・2/3
- 酒…さじ1
- 水…大さじ2
- しょうがすりおろし…小さじ1/3
- 片栗粉…小さじ1/2

作り方

1 牛肉は大きければ4cm 長さに切り、塩、こしょうをふる。ピーマンは8mm 幅に細切りにする。パプリカは8mm 幅に切り、長ければ半分の長さにする。たけのこ水煮は水気をきる。

2 フライパンに油を中火で熱し、1の牛肉を2~3分色が変わるまで炒める。野菜も加えて3~4分炒めて火を通す。

3 混ぜ合わせたAを加えて炒め合わせる。

1人分　222キロカロリー/食塩相当量2.2g
調理時間　15分

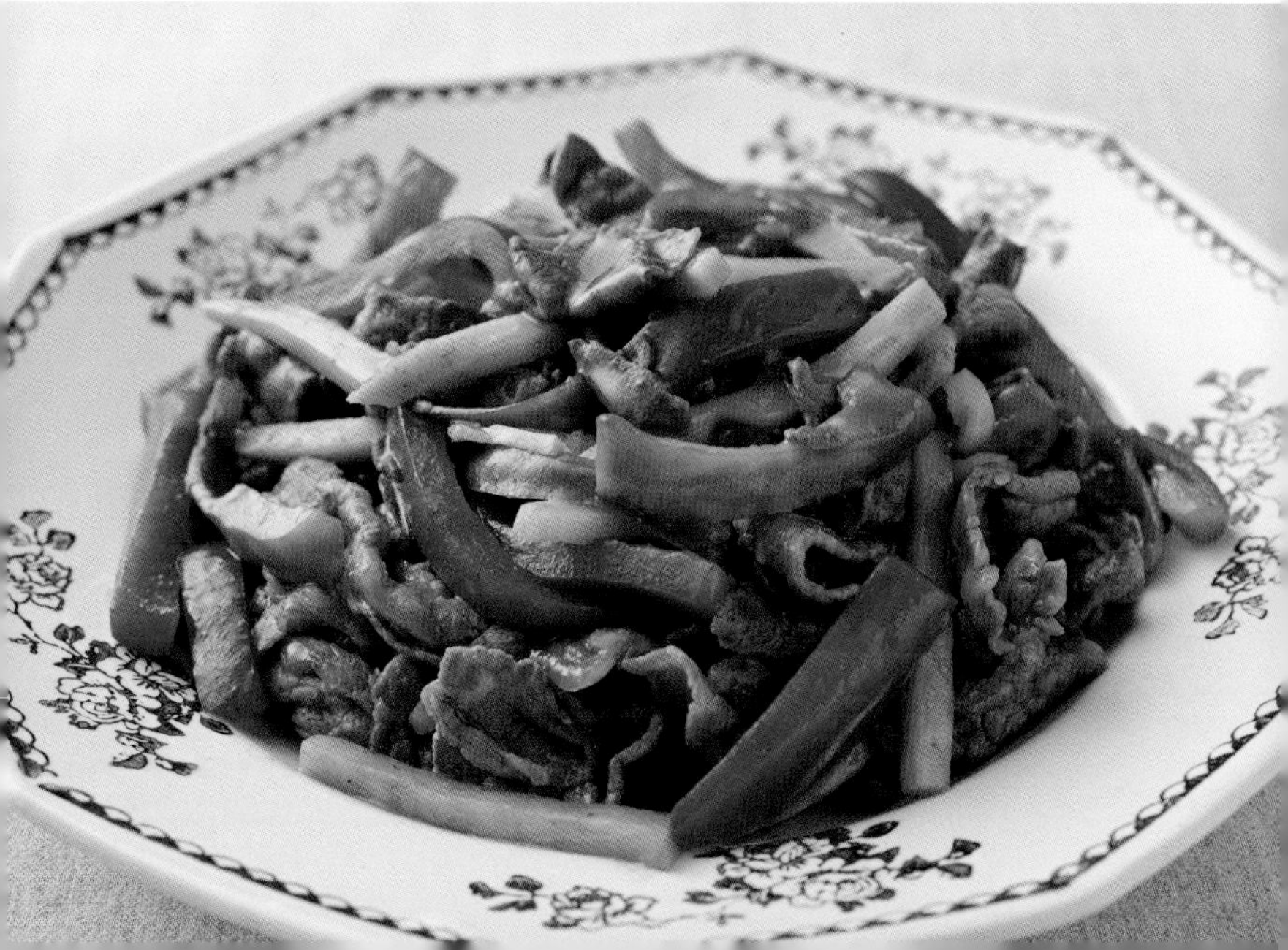

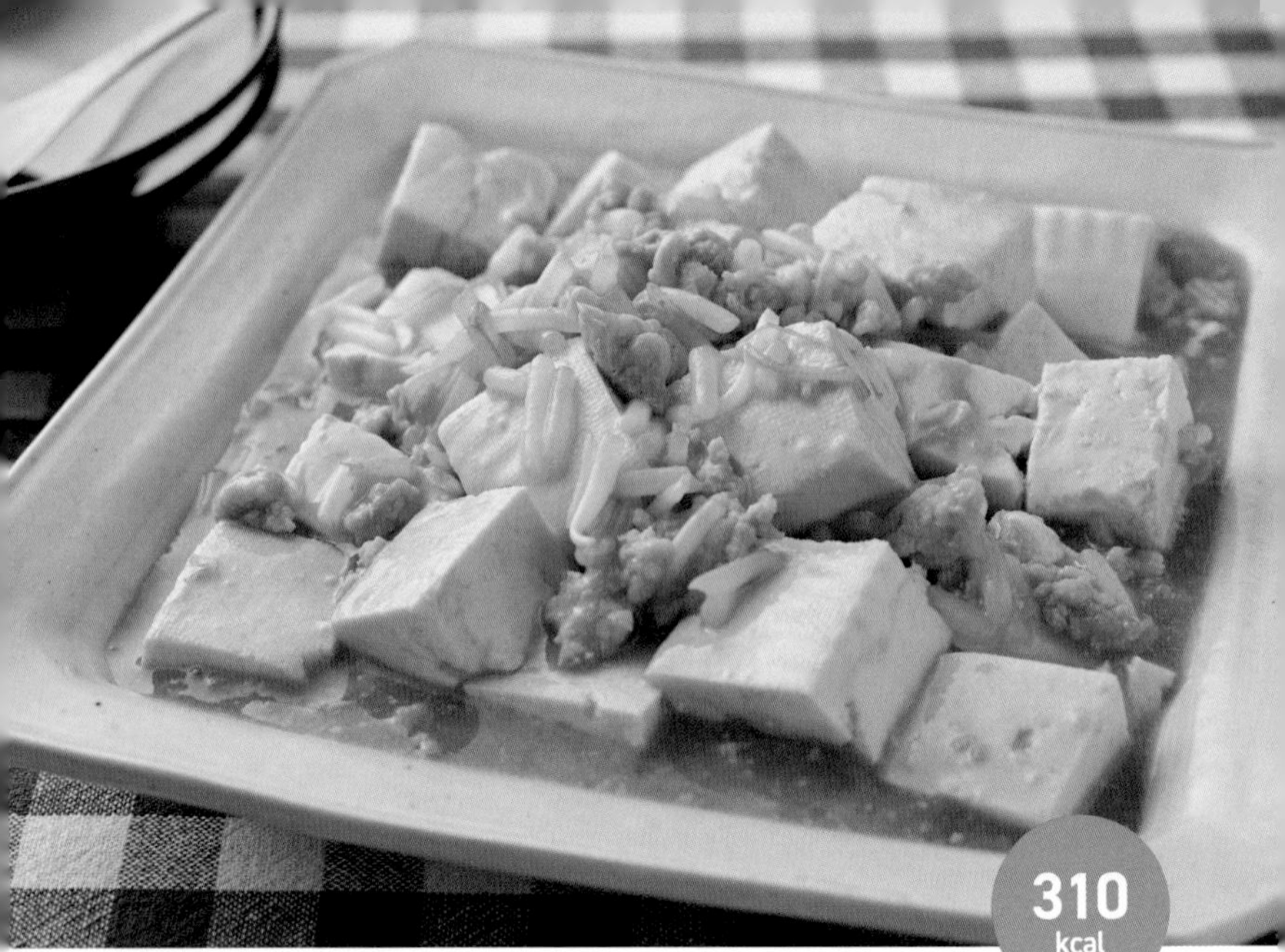

11 和風マーボー豆腐

材料(2人分)

木綿豆腐…1丁(300g)
鶏ひき肉(又は豚ひき肉
…100g
もやし…1/2P(100g)
ごま油…大さじ1

A
- 味噌…大さじ1・1/3
- 醤油…大さじ1/2
- 酒…大さじ1
- 片栗粉…小さじ2
- 水…1/2カップ
- 和風顆粒だし…小さじ1/2
- ラー油…小さじ1/2

*ラー油…適量(小さじ1/2)

作り方

1 豆腐は厚みを半分に切り、約3cm四方に切る。もやしは1cm長さ程度に粗く刻む。

2 フライパンにごま油を中火で熱し、ひき肉を色が変わるまで炒める。1のもやしも加えてさっと炒める。

3 混ぜ合わせたAを加え、1の豆腐も加える。豆腐を崩さないように静かに混ぜながらとろみをつけて2~3分煮る。器に盛り、お好みでラー油をかける。

ワンポイント
ラー油の代わりに山椒の粉をかけてもおいしい。

1人分　310キロカロリー/食塩相当量2.5g
調理時間　15分

12 ぶりの照り焼き

材料(2人分)

ぶり…2切れ
片栗粉…適量
ごま油…小さじ1

A	醤油…大さじ1
	酒…大さじ1
	水…大さじ1
	砂糖…大さじ1/2

*青じそ…2枚(盛り付け用)

作り方

1 ぶりは水気をペーパーでふき、片栗粉を両面に薄くまぶす。

2 フライパンに油を中火で熱し、盛り付けたときに上になる面を下にして並べる。蓋をして1分30秒 ~2分、焼き目がつくまで焼いて裏返す。同様に蓋をして1分30秒 ~2分焼いて火を通す。

3 余分な油をペーパーでふき取り、A を加えて煮絡める。器に青じそをのせてぶりを盛り付ける。

ワンポイント
ぶりの代わりに生鮭の切り身でも。

1人分　240キロカロリー/食塩相当量1.4g
調理時間　10分

240 kcal

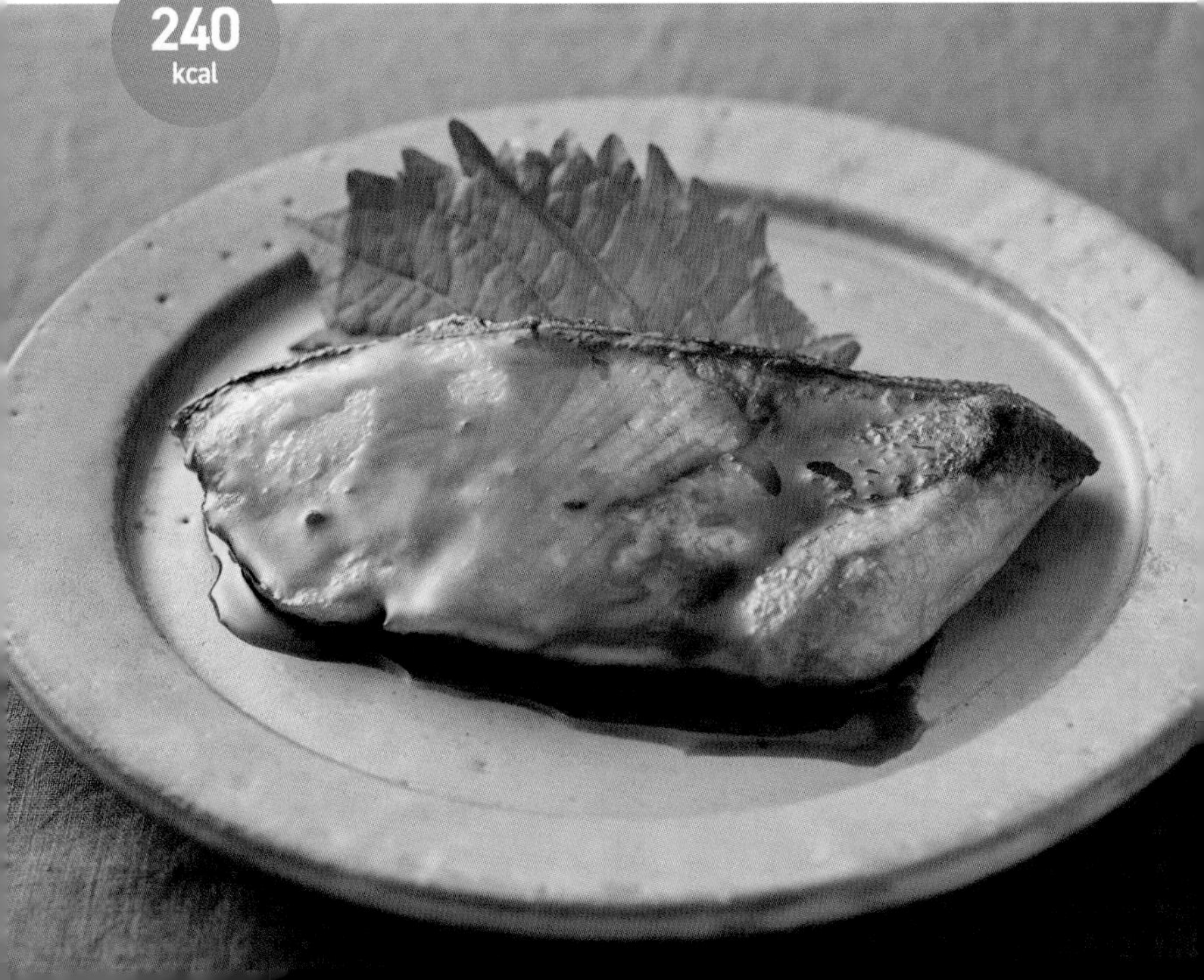

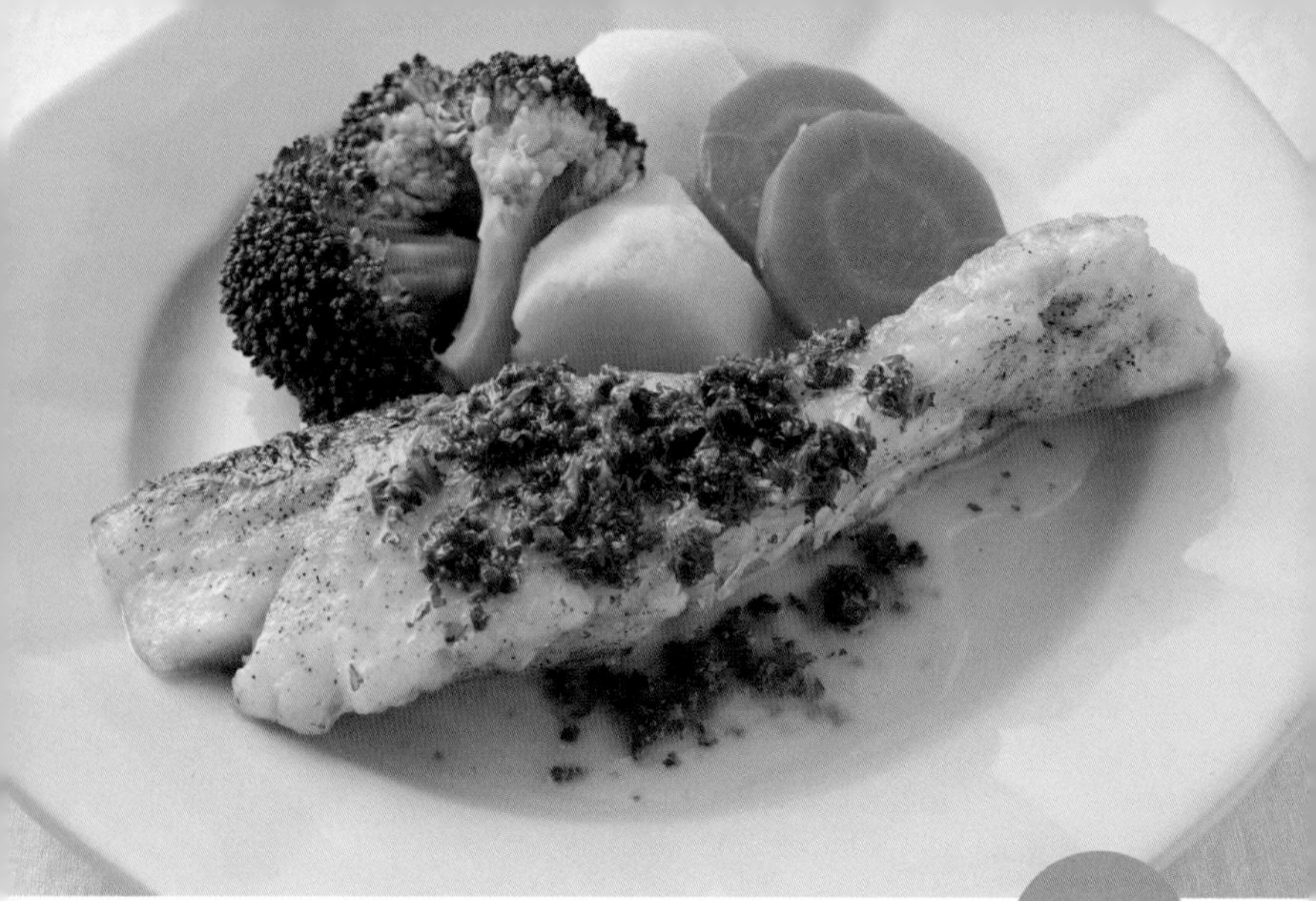

234
kcal

13 たらのムニエル パセリバターのせ

材料(2人分)

たら切り身(生)…2切れ
塩、こしょう…各少々
片栗粉…適量
オリーブ油…大さじ1

A
- 酒(あれば白ワイン)…大さじ2
- パセリのみじん切り …大さじ1・1/2
- バター…15g

*付け合わせ:ゆでたブロッコリー、ゆでたにんじん、ジャガイモなど …各適量

1人分　234キロカロリー/食塩相当量0.8g
調理時間　15分

作り方

1 たらはペーパーで水気をしっかりとふき、塩、こしょうをふり、片栗粉を薄くまぶす。

2 フライパンにオリーブ油を中火で熱し、1のタラを盛り付けたときに上になる面を下にして並べる。蓋をして2~3分焼き目がつくまで焼き、裏返して同様に2~3分焼く。器に盛る。

3 2のフライパンにAを入れて中火で煮立て、2にかける。つけ合わせの野菜ものせる。

ワンポイント

たらの代わりにメカジキの切り身、生鮭の切り身などでも。お好みでレモンの輪切りをのせる。

14 スパニッシュオムレツ

材料(2人分)

(作りやすい分量/直径20センチのフライパン1個分)

卵…4個

ベーコン…2枚

パプリカ(赤)…1/4個

ほうれん草…1株

酒…大さじ1/2

塩…小さじ1/6

こしょう…少々

オリーブ油…大さじ1

ワンポイント

ベーコンの代わりに、ツナ缶(70g)の汁気をきって加えても。

作り方

1 パプリカは長さを半分にして細切りにする。ベーコンは1cm幅に切る。ほうれん草は洗って水気をつけたまま耐熱容器に載せてふんわりとラップをして、電子レンジで約30~40秒加熱して水にさらし、水気を絞る。3cm長さに切る。

2 ボウルに卵を割り入れ、酒、塩、こしょうを混ぜる。

3 フライパンにオリーブ油を中火で熱し、1を1分ほど炒め、2を流し入れる。半熟になるまで手早く混ぜて弱火にし、蓋をして全体が固まるまで2~3分蒸し焼きにする。裏返してさらに2~3分焼く。食べやすい大きさに切り分ける。

1人分(1/2量)　260キロカロリー/食塩相当量1.2g
調理時間　15分

260 kcal

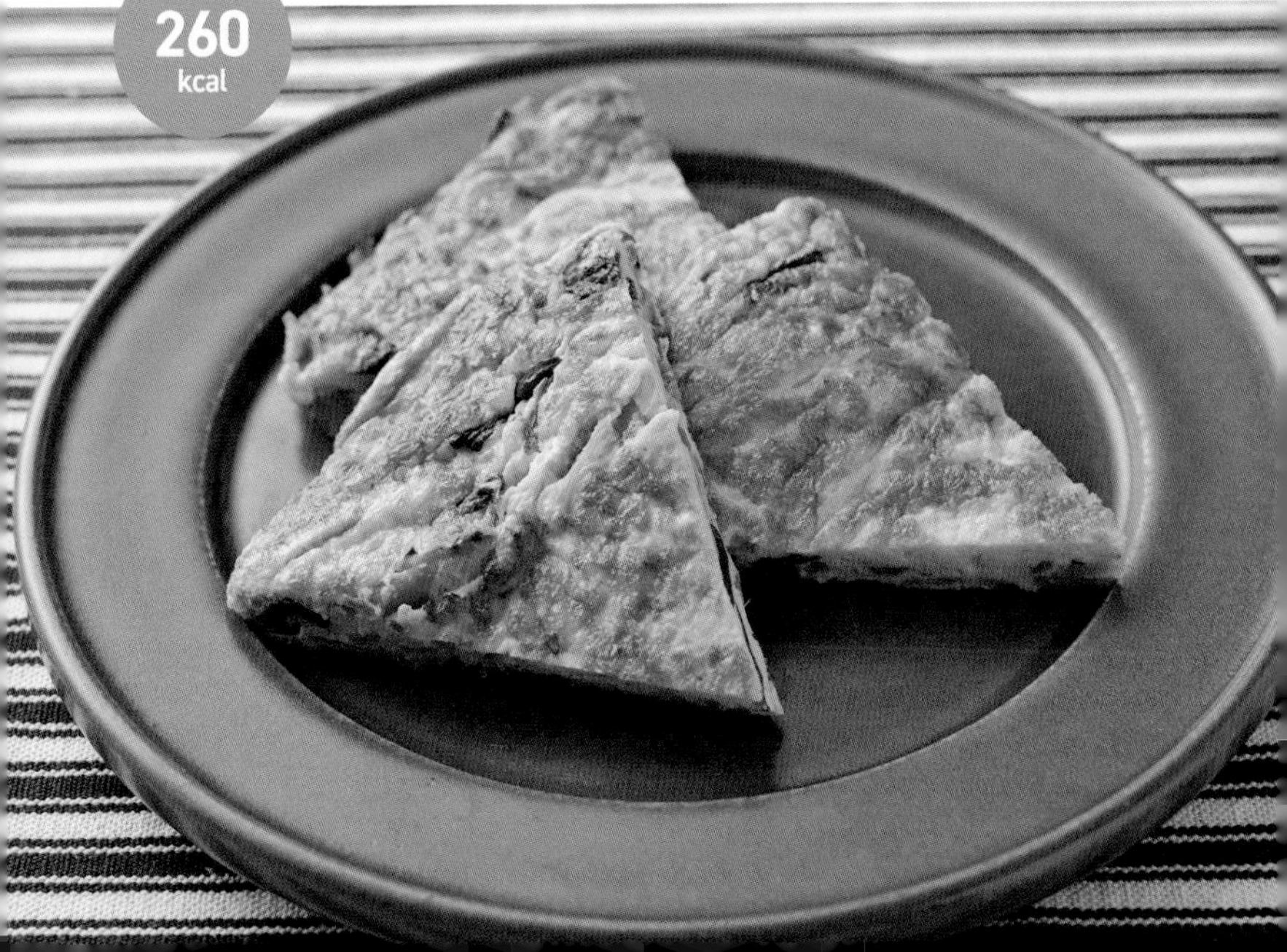

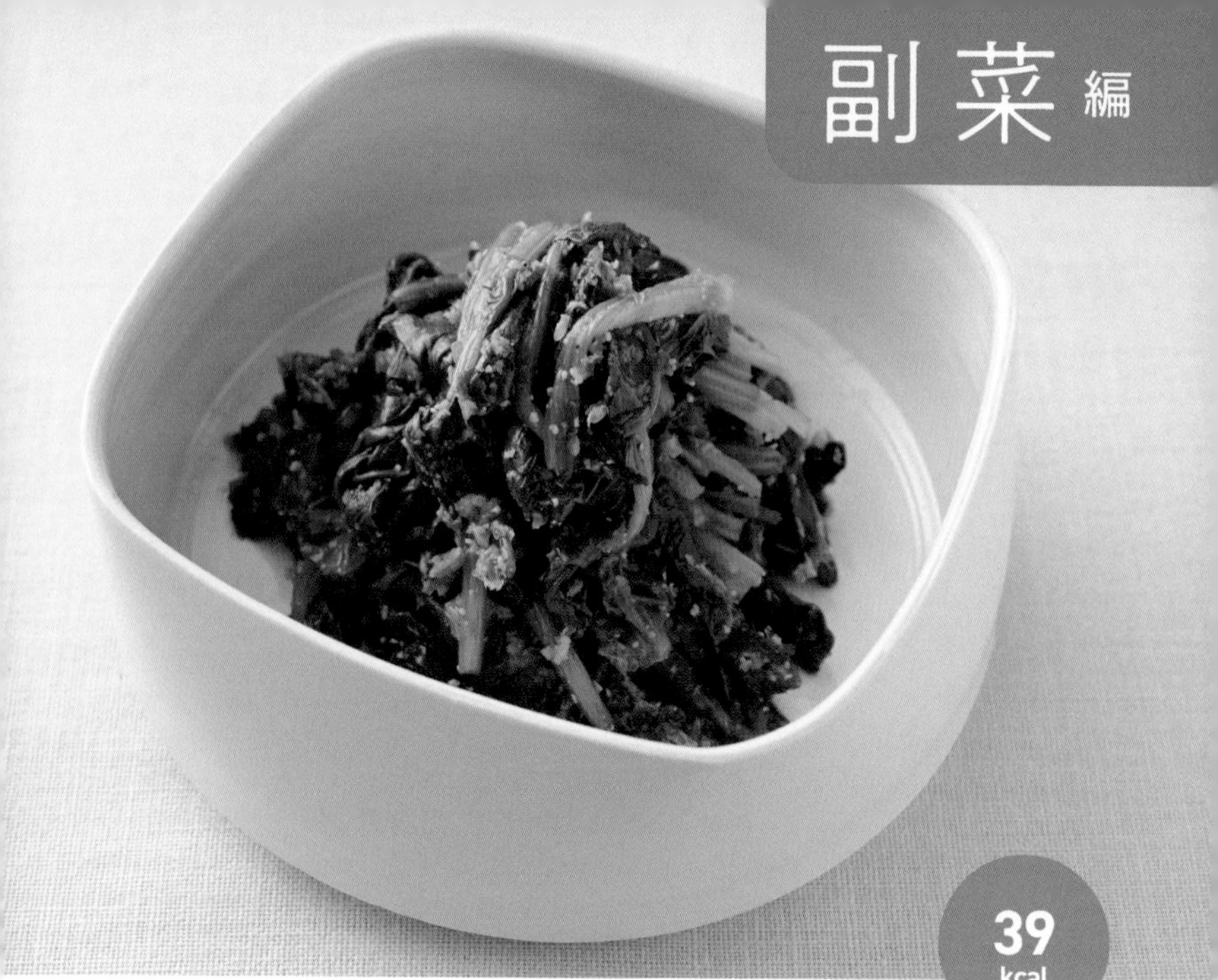

39
kcal

15 ほうれん草の おかか胡麻和え(和え物)

材料(2人分)

ほうれん草…1把(150g)

A
- かつお節…2.5g(小1パック)
- すり白ごま…大さじ1
- 醤油…小さじ2/3
- 砂糖…小さじ1/2

作り方

1 ほうれん草は沸騰した湯で1分ほどゆでて冷水にとり、水気をしぼる。4cm長さに切る。

2 1をAで和える。

1人分　39キロカロリー/食塩相当量0.3g
調理時間　8分

16 蒸しなすのナムル風和え

材料(2人分)

なす…2本

A
- ごま油…大さじ1/2
- 塩…少々(小さじ1/6)
- こしょう…少々
- 醤油…小さじ1/2

*焼き海苔…1/6枚

作り方

1 なすはヘタを切り落とし、水気をつけたまま1本ずつふんわりとラップに包み耐熱容器にのせる。電子レンジ600Wで約3分加熱し、竹串がすっと通るまで加熱する。

2 1の粗熱が取れたら、縦に6~8等分に裂く(切る)。

3 2をAで和えて器に盛り、ちぎった焼き海苔をのせる。

1人分　42キロカロリー/食塩相当量　0.6g
調理時間　10分

42 kcal

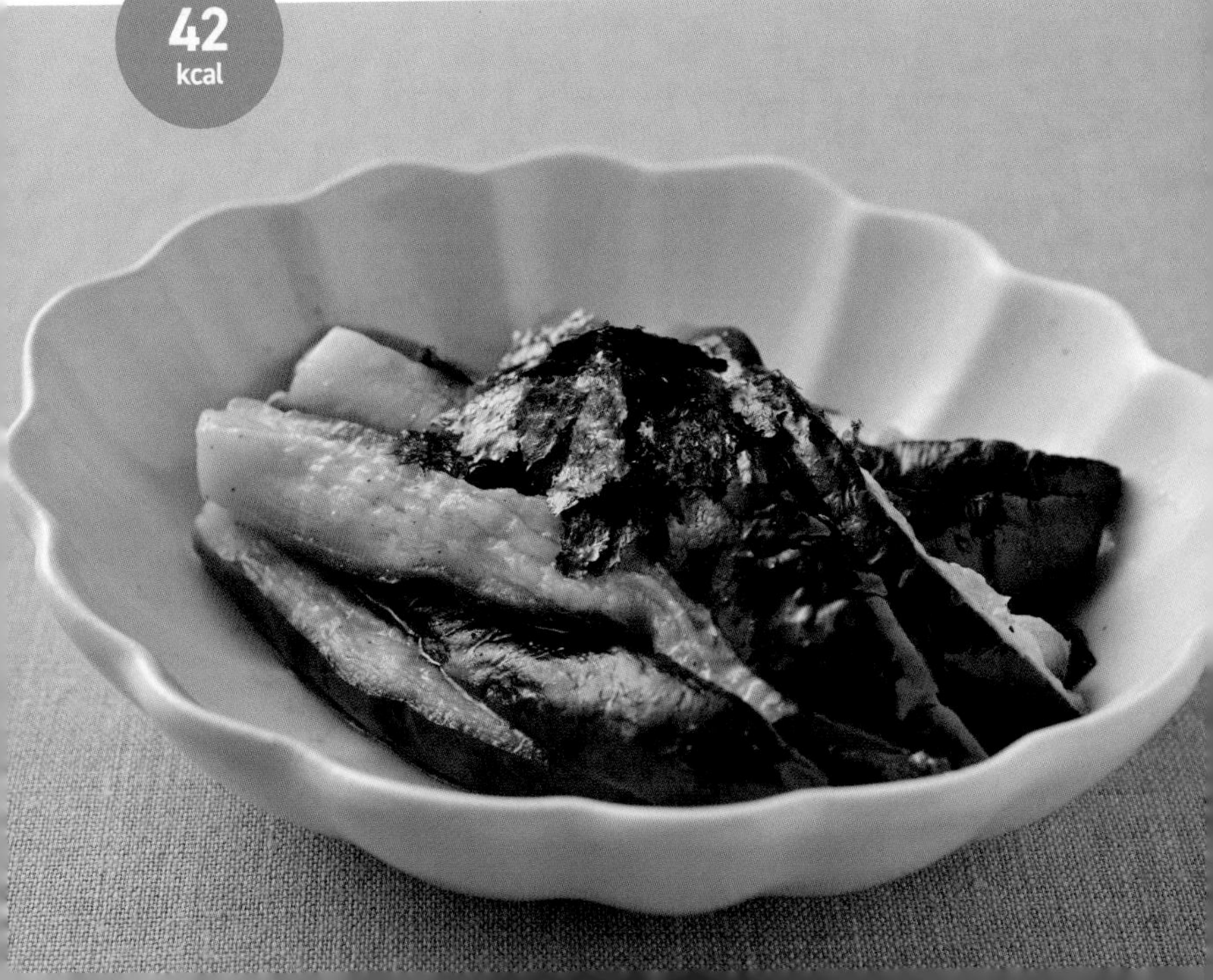

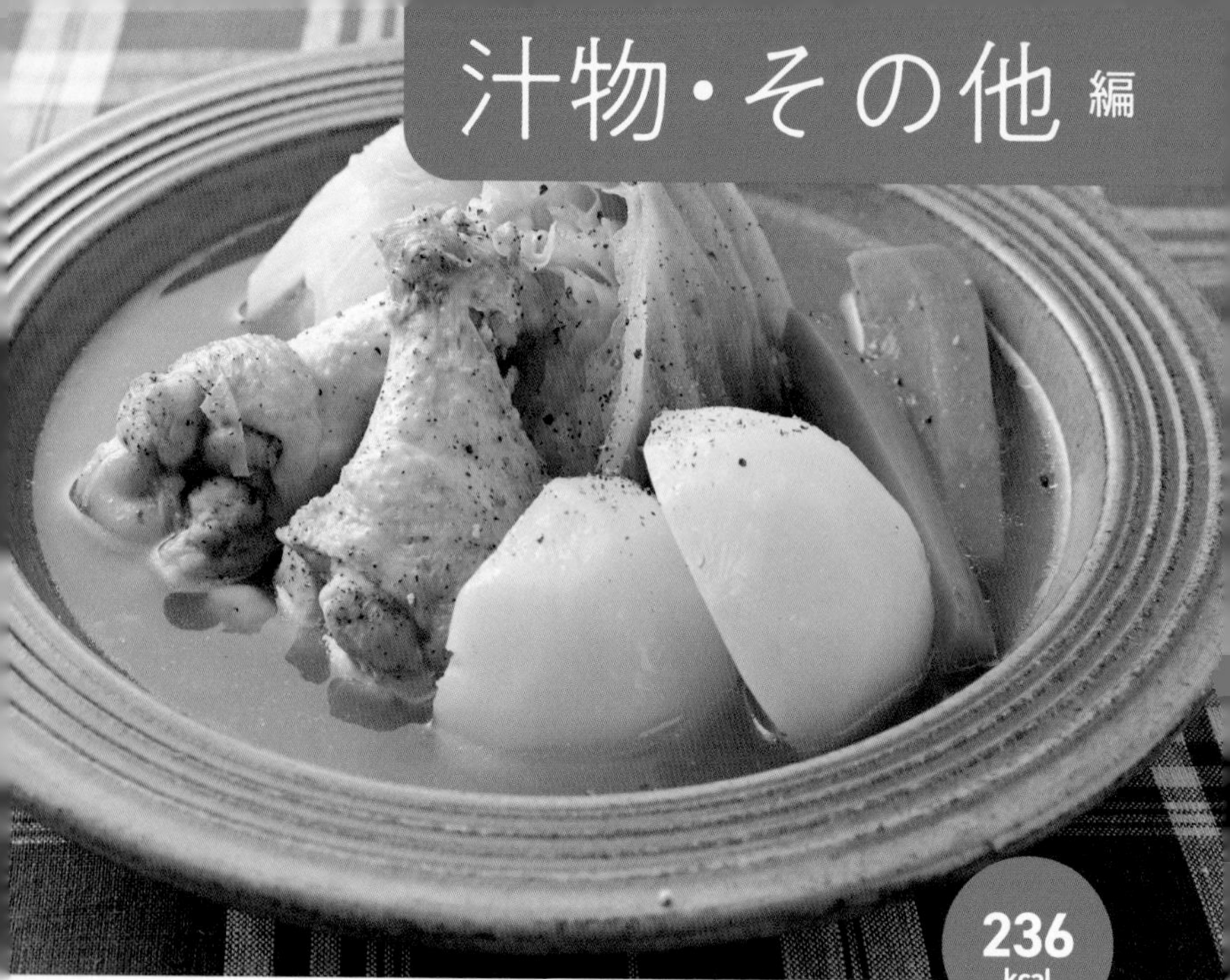

236
kcal

17 手羽元のポトフ

材料(2人分)

手羽元…4~6本

キャベツ…1/5個(約250g)

にんじん…1/2本

かぶ…2個

オリーブ油…小さじ1

塩、こしょう…各少々

A
- 水…3カップ
- 塩…小さじ1/3
- ブラックペッパー…少々

作り方

1 手羽元に塩、こしょうをふる。キャベツはくし形に切り、にんじんは縦に4~6等分にスティック状に切る。かぶは2~4等分に切る。

2 鍋に油を中火で熱し、1の鶏肉を加えて焼き色がつくまで3~4分焼く。野菜を加えて並べ、Aを加えて一度沸騰させる。弱火にして蓋をし、約20~25分野菜が柔らかくなるまで煮る。

ワンポイント

お好みでマスタードやわさびを添えても。

1人分　236キロカロリー/食塩相当量1.7g
*鶏手羽元1人2本で計算
調理時間　35分

18 トマトと卵とレタスのスープ

材料(2人分)

トマト…1個

レタス…1~2枚

卵…1個

A［水…300ml(1・1/2カップ)
　 塩…小さじ1/3

*ブラックペッパー…少々

1人分　62キロカロリー
/食塩相当量0.9g
調理時間　10分

作り方

1 トマトは1.5cm角に切る。レタスは一口大にちぎる。卵はとく。

2 鍋にAを入れて中火で沸騰させ、1のトマト、レタスを入れる。

3 再度沸騰したら卵を回し入れ、ふわっと浮いてきたらひと混ぜして火を止める。器に盛り、ブラックペッパーをふる。

ワンポイント

アサリやベーコンを加えるとコクのある味わいに。また、仕上げに粉チーズを仕上げにふっても。

62 kcal

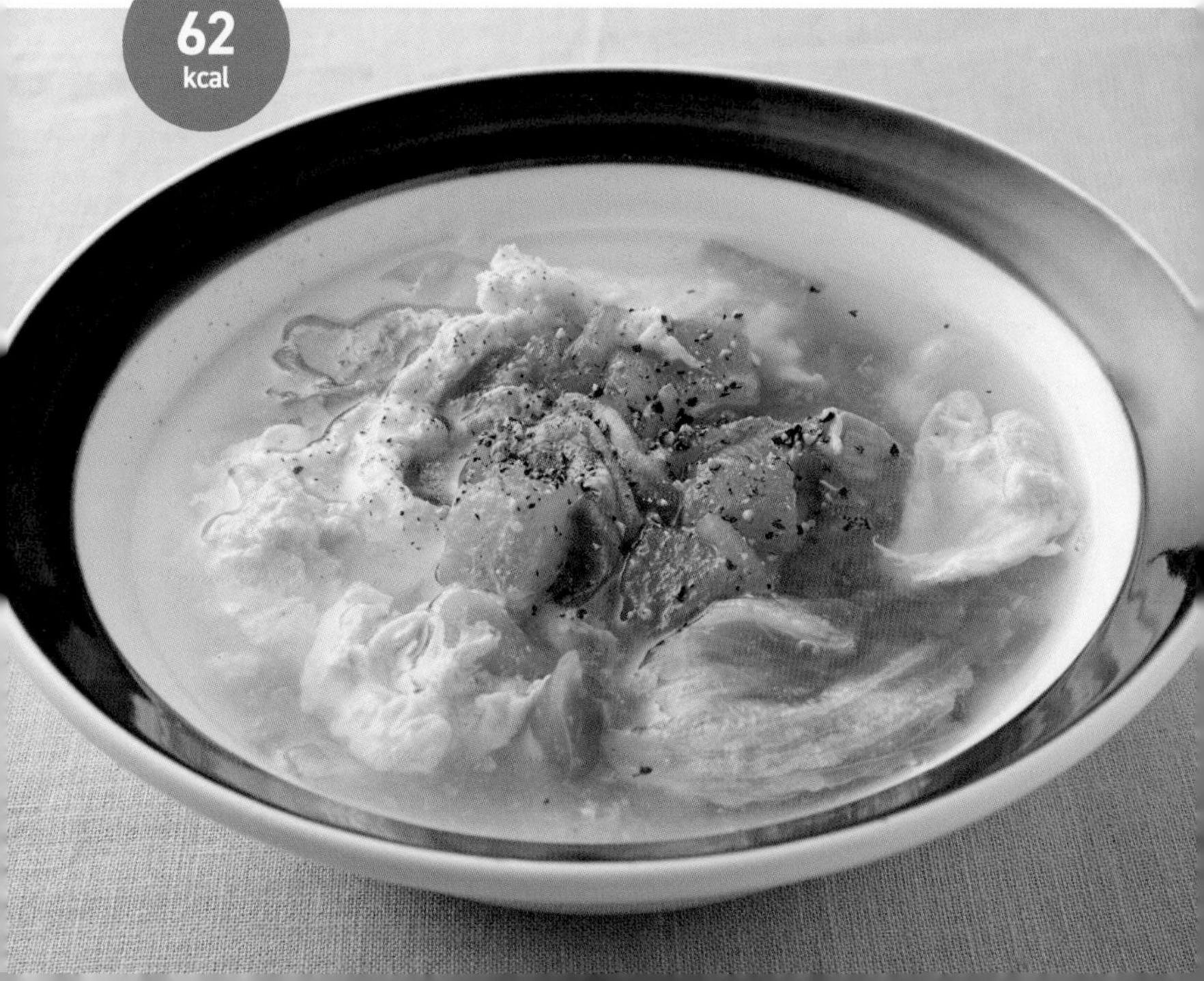

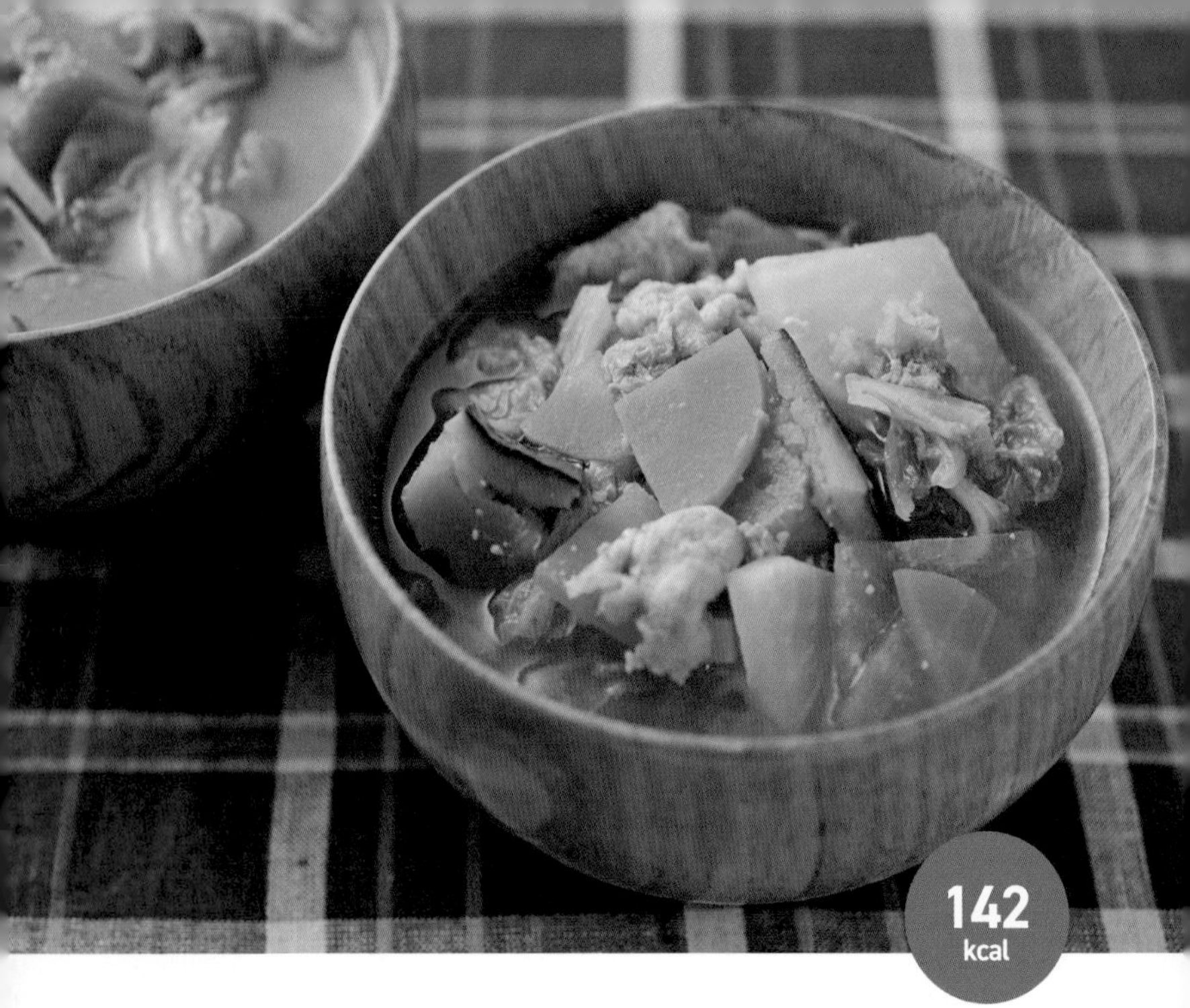

19 具だくさんみそ汁

材料(2人分)

豚こま切れ肉…80g
白菜…1/2枚(80g)
にんじん…1/4本
大根…2cm
かぼちゃ…50g
A
- 水…2カップ
- 和風顆粒だし…小さじ2/3
- しょうがすりおろし…小さじ1/3

*みそ…大さじ1・1/3

作り方

1 白菜はざく切り、にんじん、大根はいちょう切りにする。かぼちゃは2cm角に切る。豚肉は大きければ3cm長さに切る。

2 鍋にA、1を入れて中火で沸騰させ、あくが出てきたらすくう。弱火にして蓋をし、野菜が柔らかくなるまで15分ほど煮る。みそを溶き入れる。

ワンポイント
野菜はこのほか、じゃがいも、いんげん、オクラ、かぶなどでも。

1人分　142キロカロリー/食塩相当量2.0g
調理時間　20分

20 もやしとひき肉の中華スープ

材料(2人分)

豚ひき肉…80g

もやし…100g(1/2P)

A
- 水…2カップ
- ごま油…小さじ1/2
- しょうがすりおろし…小さじ1/3
- オイスターソース…小さじ1
- 塩、こしょう…各少々

*お好みで仕上げにブラックペッパー、ラー油…各適量

作り方

1 鍋にA、豚肉を入れて中火で沸騰させ、あくが出てきたらすくい取る。

2 1にもやしを入れて2分ほど煮る。器に盛り、お好みでブラックペッパー、ラー油をかける。

1人分　104キロカロリー/食塩相当量1.4g
調理時間　8分

104 kcal

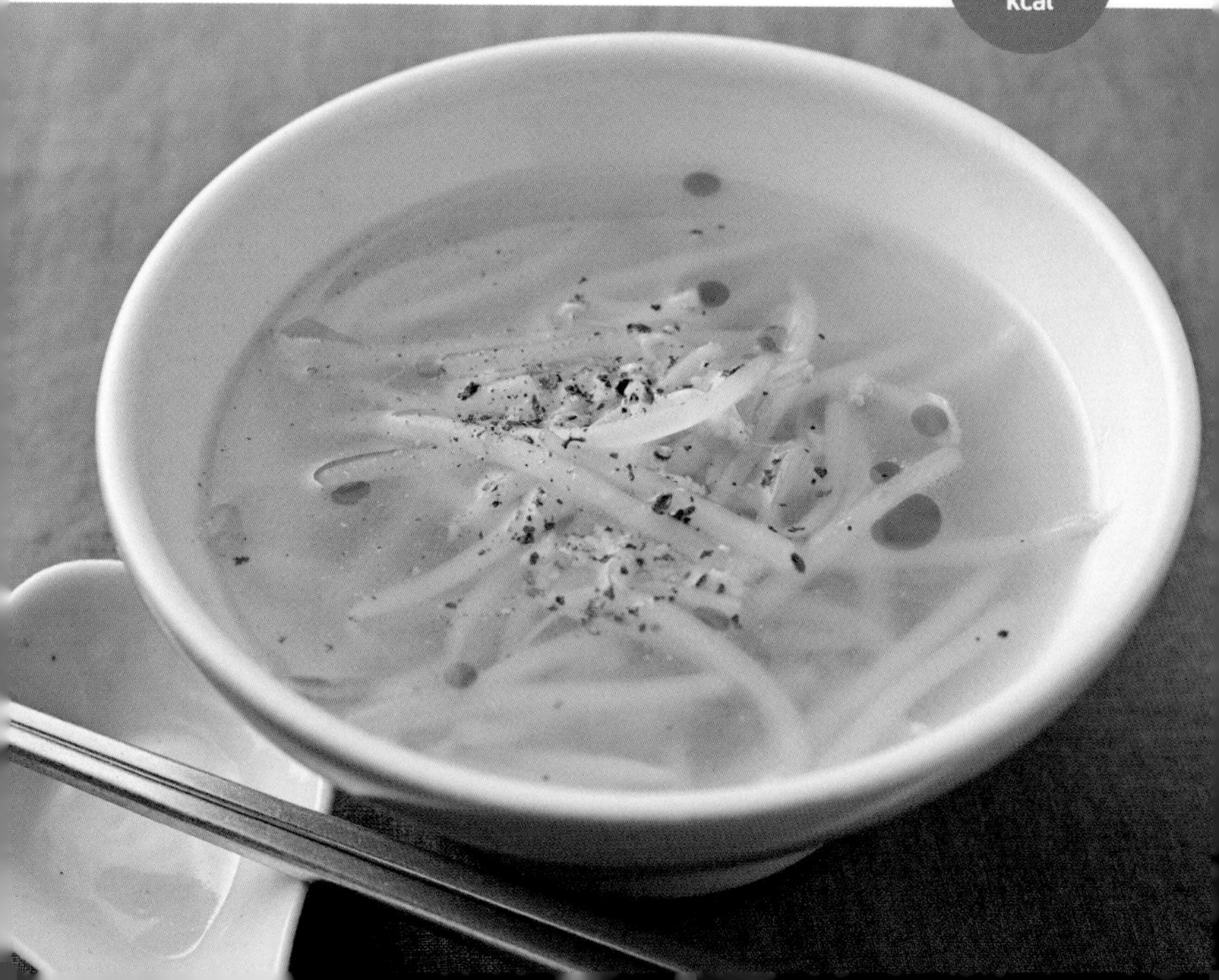

デザート 編

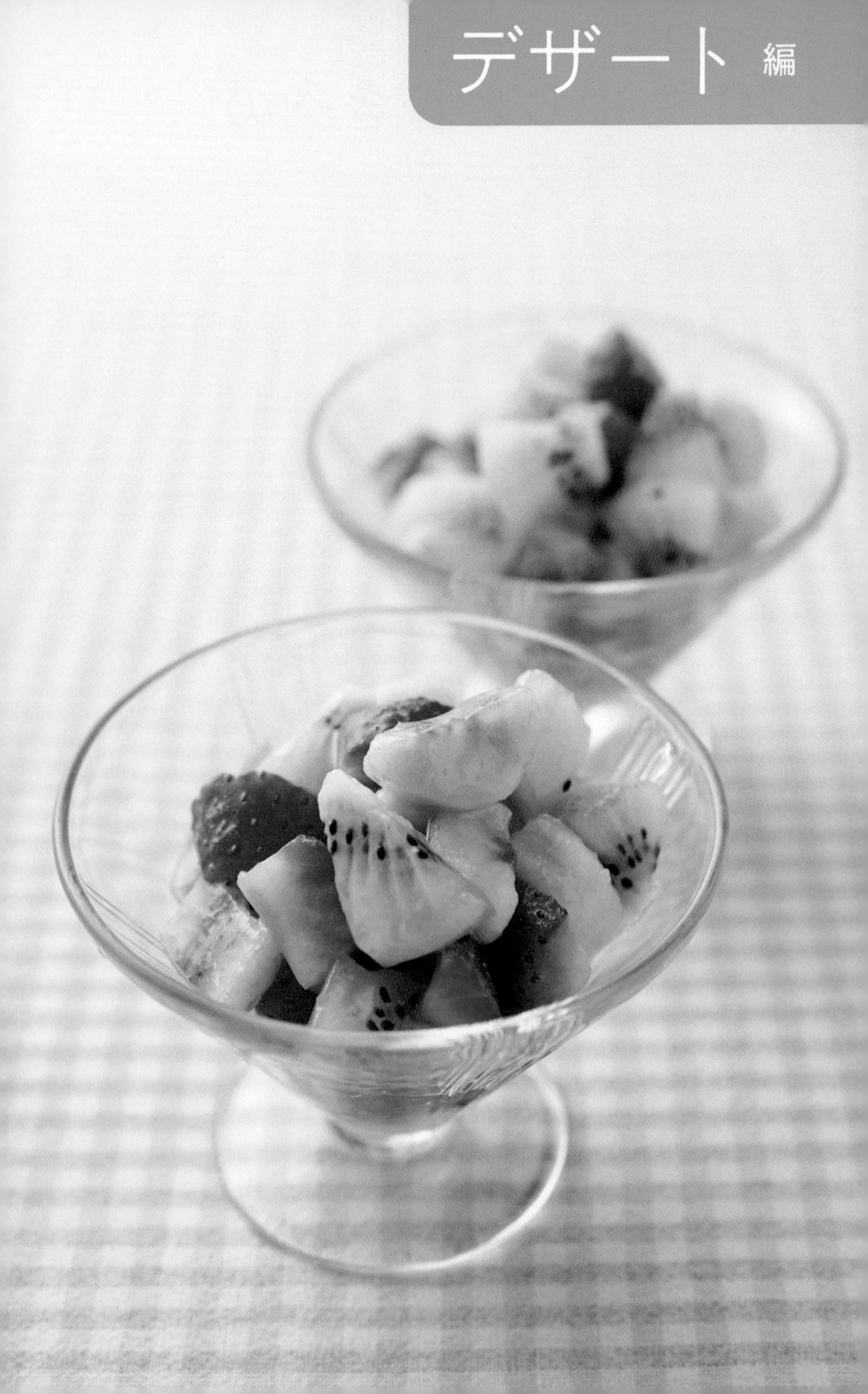

21 バナナとキウイ&いちごのマチェドニア風

材料(2人分)

(作りやすい分量)

バナナ…1本

キウイ…1個

いちご…4~6個

砂糖…大さじ1・1/2

レモン汁…大さじ1/2

作り方

1 果物は1~1.5cm 程度の大きさに切る。

2 砂糖、レモン汁、1を和えて冷蔵庫で冷やす。

118 kcal

アレンジ

果物は季節に応じて、ぶどう(皮ごと OK のもの)、オレンジ、パイナップル、ブルーベリーなどでも。

果物は小さめに切って作り、しばらく冷蔵庫でなじませると、果物から水分が出てきてなじみ、おいしくなる。

白玉粉と水、砂糖をこねてまるめてゆでた白玉団子にフルーツシロップとしてかけると簡単スイーツに。

1人分　118キロカロリー/食塩相当量0.0g
調理時間　8分(冷やす時間を除く)

第6章

今すぐ簡単にできる、
腸を守る生活習慣
6つの
キーワード

キーワード①体内時計と朝腸活

シフトワーカーに体調不良が多い理由

朝になると目が覚め、日中は活動的になり、夜になると眠くなる――私たちの体にごく自然に生じるこうした1日の生活サイクルは「体内時計」というしくみによって制御されている。

地球上の「1日」とは、地球が1回自転することで生じる24時間周期の昼夜の入れ替わりのことだ。そして私たちの体内時計は、この周期にシンクロするように「約24時間周期」のリズムで体内環境をコントロールしているのだ。このリズムは「サーカディアンリズム（概日《がいじつ》リズム）」と呼ばれている。

そしてこの体内時計が刻むサーカディアンリズムもまた、腸の働きや腸内環境に影響を与えている。

体内時計の中心は脳の視交叉上核《しこうさじょうかく》という部位にあって、「時計遺伝子」と呼ばれる遺伝子の働きによって制御されてサーカディアンリズムを刻んでいる。

実は、体内時計はこれひとつだけではなく、全身の約60兆個の細胞すべてにもそれぞれ存在している。脳にあるのが「親時計」で、全身の細胞にあるのは「子時計」と考えればわかりやすい。親時計の統率のもとで、子時計はときに単独で、ときに連携して稼働している。そして、夜眠くなって朝目が覚める自然な睡眠覚醒サイクルや自律神経のバランス調節、ホルモンの分泌といった基本的な生体活動は、「時計遺伝子が制御する体内時計（親時計と子時計）が刻むサーカディアンリズム」によってコントロールされているのである。

ところが、体が眠ろうとしている夜に眠らない。目を覚ますべき朝に起きないというように、サーカディアンリズムに逆らう不規則な生活が続くと、時計遺伝子に異変が起こって体内時計にも狂いが生じてくる。

生物本来の生活サイクルが障害されることで、自律神経やホルモン分泌などに異常をきたし、体調不良が引き起こされるのだ。

医療従事者やタクシードライバー、キャビンアテンダントなど、シフトワークを長く続けている人は、がんや糖尿病などの発症リスクが高まるという研究報告がある。このような人たちによる社会システム維持における社会貢献には心から感謝しているのだが、そこで指摘されているのも、夜勤や早朝出勤、夜勤と日中勤務の交代制といった勤務形態がもたらす「不規則な生活リズム」が及ぼす悪影響だ。

また、海外旅行に行くと旅先でおなかの調子が悪くなる人も多い。原因のひとつは慣れない土地に身を置くストレスで腸が過敏になることだが、「時差ボケ」による体内時計の乱れが影響しているケースも少なくない。

朝起きて、夜寝る。決まった時間に食べる。体内時計に逆らわず、自然とリンクした生体リズムを崩さない生活を送ることは、腸活を含めた心身の健康維持の基本中の基本なのである。

「朝日」と「朝食」で体内時計をリセットする

前項でサーカディアンリズムは「約24時間周期」と述べた。なぜ「約」なのか。それは、サーカディアンリズムが地球の自転周期の24時間ぴったりではなく、それより〝少しだけ長い〟と考えられているからだ。地球の1日より人間の体内時計の1日のほうがやや長い。「概日（概ね1日）リズム」と呼ばれるのはそのためだ。

サーカディアンリズムは24時間より少し長い――ということは、サーカディアンリズムを放置しておくと、地球の自転周期から少しずつ「ズレてしまう」ことになる。このズレが積み重なると、いずれ「周囲は朝なのに、体のなかは夜（もしくは逆）」という昼夜逆転状態にもなりかねない。

そうならないためには、サーカディアンリズムを毎日リセットして、地球と体内、2つの時計を合わせる必要があるのだ。

では、いつ、どうやってリセットすればいいのだろうか。1日のなかでサーカディアンリズムのリセットにもっとも適している時間がある。それは「朝」だ。

ポイントは2つある。ひとつは「朝の太陽の光」だ。

朝の太陽の光は体内時計をリセットする「同調因子」と考えられている。体内時計の針は、毎朝、太陽の光を浴びることで、前日1日で生じた分のズレが巻き戻され、自然界の時計にぴたり合うようにリセットされるのだ。

体内時計の親時計がある視交叉上核は、目の奥の視神経の近くに配置されている。そのため、目（網膜）が感じ取った太陽の光は最初に「親時計」に届いて針をリセット。次に、親時計から全身の「子時計」に指令が送られて、約60兆個すべての体内時計がリセットされるというしくみだ。


そして、もうひとつのポイントに挙げられるのは「朝食」だ。

体内時計はもちろん腸にも存在する。そのため、規則正しい食事を摂《と》ることで消化器官の体内時計が正常に稼働し、腸内環境が整い、消化吸収機能も活性化するわけだ。

1日の食事のなかでもとりわけ、その日の第一食となる朝食は、体内時計のリズムの調整に非常に重要な影響を与えることになる。朝起きて、太陽光を浴びて、そのタイミングで朝食を食べることで、さらに体内時計はより正確にリセットされるのだ。

それゆえ、朝食を抜いたり、食べる時間が日によってまちまちだったりすると、体内時計のリセットがうまくいかず、体の調子も乱れてくる。朝食を摂ることが大事なのは、エネルギー補給だけでなく、体のリズム調整のためでもあるのだ。

1日の始まりに食べる第一食としての朝食には、〝腹時計〟という体内時計を調整する役割もあるのである。

朝から快便「5つのトイレ習慣」

朝からお通じがスムーズだと、それだけで気持ちがいいものだ。ポンッと出れば、スッキリして、「よしやるぞ」と気分も晴れやかに、前向きになる。快便だと、脳内から「エンドルフィン」という脳内麻薬が出るからである。逆に朝からおなかの調子が悪く、便秘状態で、出ないし、出きらない。するといつも残便感とストレスで、一日の始まりの出鼻をくじかれてしまう。

そんな、〝腸の不調で毎朝の排便を憂鬱に感じている〟「便秘持ち」の人たちにぜひ実践してほしい、快便をもたらす朝のトイレ習慣をいくつか紹介しよう。

①決まった時間に5分間、トイレに座る

あらかじめ「朝食後には5分間はトイレタイム」と決めて、その時間になったらトイレに入って座る。たとえ便意がなくても、とにかくトイレに入る。その行動パターンを朝のルーティンに組み込んでしまうのだ。排便リズムを習慣化して体に覚えさせることで、少しずつ便が出るようになる。

②出やすい姿勢で座る

洋式便座に腰をかけたらかかとを上げて、座ったままつま先立ち状態になり、体をやや前方に倒し気味の前傾姿勢になる。例えるなら、ロダンの「考える人」のポーズをイメージするといいかもしれない。

図6−1　排便しやすい姿勢

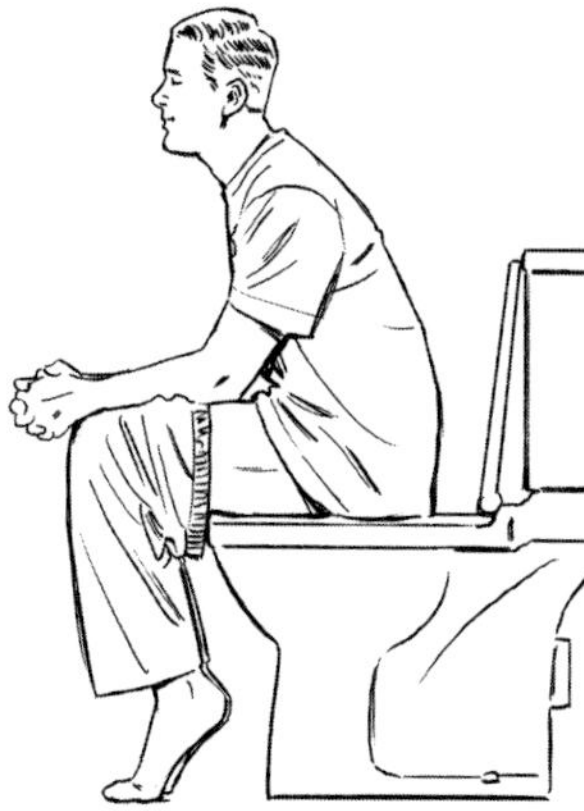

この体勢だと「S状結腸→直腸→肛門」という便の通り道がまっすぐになるため、排便しやすくなるのだ。

③冷水で手を洗う

トイレに5分間座っていても便が出ないときは、あまり長くいきむと肛門から直腸が飛び出す「直腸脱」という病気になりかねない。便が出ないときはいったん洗面所に戻り、冷たい水で手や顔を洗ってみるといい。水の冷たさに自律神経が反応する「寒冷刺激」によって腸が動き出し、便意を催すことがある。

④我慢しない

便意を催したら、我慢しないでトイレに直行する。排便をずっと我慢していると便が直腸に溜まってしまう。溜まった便は次第に硬くなっていくため、輪をかけて排便しにくくなり、便秘が悪化してしまうのだ。

そもそも老廃物をいつまでも腸内に残しておいていいことは何もない。出したくなったら、ちゃんと出す。便意が訪れたときが、排便のベストタイムなのだ。あまりに便意を無視していると、便意が感じられなくなってしまうことにも注意が必要である。

⑤朝食を食べる

「食事をすると、すぐ便意を催す」という経験がある人は多いと思う。もちろん食べたものが、すぐに便になって出るわけではない。ではどういうことか。

この現象は、私たちの体に備わっている「食べ物が胃に入ると、反射的に大腸のぜん動運動が促進される」というしくみによるものだ。これを「胃結腸反射」という。

胃結腸反射はいつでも起こる反応だが、とくに朝に起こりやすいことがわかっている。朝起きて食べた朝食が胃に届き、そのシグナルによって大腸が動き出し、便が直腸に運ばれて便意が生じる。1日のうちで朝に排便する人が多いのは、朝の胃結腸反射が関係しているのである。

もちろん胃結腸反射にもある程度の個人差はあるが、便秘に悩む人こそこのしくみを利用したい。そのためにも、まずは毎朝しっかり朝食を食べることが大切になる。

体内時計のリセットに1日のエネルギー補給、さらに快適な排便の促進。朝食がいかに重要な食事かということがおわかりいただけるだろう。

朝の歯磨きは「起きてすぐ」がベスト

毎朝の歯磨きは、多くの人に共通するルーティンのひとつだ。だが、「朝のどのタイミングで磨くか」となると、人によって違ってくるかもしれない。

そのタイミングは「朝食の前」と「朝食の後」の2パターンに大別できる。「すぐに口中をさっぱりさせたいから朝食前に磨く」「朝食の食べカスを取り除きたいから朝食後に磨く」など、それぞれに理由はあるだろう。

では、「腸の健康」という視点から考えた場合、朝の歯磨きのタイミングとして望ましいのはどちらのタイミングだろうか。

結論からいうと、腸にとっては「朝食前」のほうが適しているといえる。就寝中の口のなかは、唾液の分泌量が少なくなって洗浄が行き届かず、腸に悪影響を及ぼす細菌類が繁殖しやすくなっている。起床直後の口のなかは〝細菌の巣窟〟のような様相を呈しているといっていいだろう。

その状態のまま歯を磨かずに朝食を食べるとどうなるか。口のなかの細菌もすべて一緒に飲み込んでしまうことになる。これが腸にいいはずがないのはいうまでもない。歯と歯の間には、水素ガスやメタンガスなどを産生する細菌がたくさんいるためだ。これを飲み込んでしまうとおなかの中のガスが増えてしまう。

就寝中に繁殖した細菌を腸に入れないためには、朝起きて何かを食べたり飲んだりする前に、口のなかを洗浄する必要がある。よって朝の歯磨きはもちろん食後にも大切だが朝食前、もっといえば起床直後にもするのが望ましいのである。

歯周病菌が大腸がんの原因になる!?

近年、腸の健康に影響を及ぼすファクターとして「口腔内細菌」が重要視されている。私たちは、唾液とともに毎日1500億個もの口腔内細菌を飲み込んでいる。その細菌が腸まで届いて〝悪さ〟をすると腸内フローラのバランスが崩れ、腸をはじめ全身の臓器や器官での疾患の発症リスクが増大すると考えられているのだ。

さらに最近の研究では、口腔内細菌が大腸がんに関与していることが明らかになった。その細菌とは「フソバクテリウム　ヌクレアタム」という歯周病菌で、口臭を生む原因菌でもある。

胃がん患者の99パーセントがピロリ菌を持っているのと同じように、大腸がん患者にはフソバクテリウム　ヌクレアタムが非常に多いことが判明している。つまり、この歯周病菌が大腸がんの発がんやがんの進行に関連していると考えられているのだ。

横浜市立大学医学部がこの研究に力を入れている。大腸がん周囲のフソバクテリウム・ヌクレアタムと口腔内のフソバクテリウム　ヌクレアタムそれぞれのDNAを解析したところ、同一のものであった。また鶴見大学歯学部のように、歯に薬液を塗って口腔内のフソバクテリウム　ヌクレアタムを除去する除菌治療を取り入れている医療機関もある。

このほか、「ポルフィロモナス　ジンジバリス菌（＊Porphyromonas gingivalis）」という舌を噛《か》みそうな名前の、腸によくない歯周病菌もある。この細菌も腸粘膜を刺激してリーキーガット症候群を引き起こしたり、腸の炎症を悪化させて潰瘍性大腸炎を進行させたりと数々の〝悪業〟を働く、「許しがたい細菌」であることがわかっている。

口と腸は位置関係的には遠く離れているが、体を貫く消化管という1本の「管」でつながっている。「腸口相関」と呼んでもいいほどに関連し合っているといえるだろう。口腔の環境を整えることが腸内環境を良好にし、それが腸の不調の予防にも直結する。

そのためにも朝イチで口から入ってくる歯周病菌を防ぐことが大事になる。

朝食前の歯磨きという朝のルーティンは、歯だけでなく腸も健康にしてくれるのだ。

キーワード②
食事習慣

「間食」が腸を汚す理由

正しい食習慣というと、まず思い浮かぶのが「間食をしない」ことだ。では、なぜ間食がいけないのだろうか。ひとつは、食事回数が増えることでカロリーオーバーになって太ってしまうことにある。

そしてもうひとつの理由が「腸への負担になるから」だ。

1日に何食も食べたうえに、間食もする。こんなひっきりなしに食べ物が入ってくる状態では、腸は休む間もなく働き続けなければならない。消化吸収を済ませても、すぐに次の消化物が送られてくるのだから。まさにブラック企業のようで、仕事がいつまでたっても終わらない状況になってしまう。

また、その状態では常に腸のなかに消化物が滞留していることになる。その間に腸内の悪玉菌が大量のガスや過剰な短鎖脂肪酸を発生させれば、ＩＢＳやＳＩＢＯのリスクも高くなるわけだ。

さらに、間食には「腸が汚れる」という悪影響もある。

腸には大きく分けて２種類の動きがある。

ひとつは食後から２時間ほど行われる、消化・吸収のための食べ物を嚙み砕くような弱い運動である。もうひとつは消化吸収後から２時間ほど行われる、腸がさざ波のように大きく収縮する強いぜん動運動だ。これは「ＭＭＣ（伝播性消化管収縮運動）」と呼ばれている。

ＭＭＣには、食べ物の残りカスや腸内細菌の死骸などを大きく洗い流す〝腸内の掃除運動〟（ハウスキーピング）のような働きがある。また、ＭＭＣが起こると殺菌作用のある胃液や胆汁、膵液などの分泌が増え、腸内の悪玉菌を処理して腸内環境を整えている。

ここで大事なのは、ＭＭＣは消化・吸収が終わって空腹になったときだけに行われていること。そして腸が消化・吸収の動きをしている間、ＭＭＣは停止していることだ。つまり、ＭＭＣによる〝腸内清掃〟は、腸が空っぽの状態になってから始まるということになる。

ところが、頻繁に間食をして常に食べ物が腸にやってくると、消化・吸収作業が延々と続いて終わらず、いつまでたっても腸が空にならない。ようやく空腹になってＭＭＣの掃除が始まっても、そこにまた新たな食べ物が入ってきたら、ＭＭＣはストップしてしまう。こうした腸内清掃もままならない状態では、腸は汚れっぱなし、悪玉菌も増えっぱなしになってしまうのだ。

「それって、24時間営業のお店にずっとお客さんがいて、掃除の時間が取れず、店内がどんどん汚れていくようなイメージですよね――」

あるテレビ番組でご一緒した林修先生がおっしゃった、間食とＭＭＣの関係のたとえだ。さすが、いい得て妙である。

まさにそのとおり。間食を控えて空腹の時間をつくり、MMCによる腸内清掃の時間をしっかりと確保することが、〝汚腸〟を防ぐための重要ポイントとなる。

MMCをきちんと機能させるためには、「消化・吸収運動の2時間」が終わって小腹が空いても「MMCによる掃除の2時間」は間食をしない。つまり、食後4時間は何も食べない時間をつくることが必要になるのだ。

常に満腹の状態では、腸は元気に働かない。「空腹に慣れる」ことも腸活のひとつなのである。

「腹いっぱい」という腸イジメ

何ごとにも「余裕」が必要だ。

仕事でもそうだろう。いくら優秀な人でも常にキャパオーバーのギリギリまで仕事を受けていたら、どこかで必ずミスが出る。限度いっぱいまで仕事を詰め込めば、仕事効率は下がる、体は疲弊もする、さらに精神的なストレスも大きくなる。適度な余裕やゆとりがあってこそ、いい仕事ができるというものだ。

腸の働きでも同じことがいえる。常に満腹になるまで食べていると、腸は〝いい仕事〟ができなくなる。大量の食べ物を消化するために、常にフル稼働しなければならず、それが大きな負担になってしまうからだ。

一度、二度ならまだしも食事のたびに腹いっぱいでは、さすがに腸もヘタって働きも鈍くなってくる。腸での消化吸収は腸管神経と自律神経によって無意識のうちに行われるため、意識的に「少し休め」と指示することもできない。そのため、毎回満腹状態がずっと続くと、知らぬ間に腸は慢性的な過労で正常に働かなくなってしまう。

やはり「腹八分目」、いや腸の健康を考えれば、もうひと超えで「腹七分目」を意識するくらいがちょうどいい。「もう食べられない」ほどの満腹は、そのたび腸に過労働を強いるブラックな行為だと心得るべきなのだ。ときには「腸管安静」を意識することが大切である。

また、腹七分の食事によるエネルギー制限で寿命が延びるという研究報告もある。

食べる量を少なめに制限することで消化活動が活発になり、夜の睡眠中に適度な空腹時間をつくることができる。

この空腹時間が腸内清掃のゴールデンタイムになることは前述したが、さらに、空腹という飢餓に近い状態が、寿命に関係する「サーチュイン遺伝子」なる遺伝子の活性化を後押しすると考えられているのだ。

腹七分目なら腸は元気でしかも長生き。現代人よ、食いすぎたることなかれだ。

人にはゼロカロリー。でも腸内細菌には——

ダイエットで甘い物を制限し、砂糖の摂取を我慢している人にとって「カロリーゼロ」「低カロリー」「シュガーフリー」といった謳い文句は、まさに〝神ワード〟だろう。

スクラロース、スプレンダ、ソルビトール——こうした人工甘味料は、砂糖の代替品としてダイエット系の飲料やお菓子、インスタント食品などに幅広く使用されている。

砂糖よりも甘みが強く、そのうえカロリーも低い。そう聞くとついつい手が伸びてしまいそうだが、安易な摂取には注意が必要だ。

いや、腸の健康を考えれば、やはり摂取はおすすめできない。普段から腸の調子がよくない人ならなおさらだ。なぜならこうした人工甘味料は、腸内環境を乱し、腸内フローラを攪乱《かくらん》させることが多くの論文で報告されているためだ。

人工甘味料がゼロカロリー（もしくは低カロリー）なのには理由がある。それは「人間の腸では糖質として消化・吸収されない」からだ。吸収されなければカロリーにもならないというわけだ。

だが本当の問題は「吸収できない人間にとってはカロリーゼロでも、腸内細菌にとっては100パーセントカロリーの高い栄養素となる」という点にある。

人間が食べても腸で吸収されないけれど、吸収されずに滞留している間に、腸内細菌の格好のエサになる。それを食べた腸内細菌は、腸内で増殖し続ける。

その結果、腸内で細菌が過剰に増殖するＳＩＢＯになるリスクが跳ね上がるのだ。すでにＩＢＳやＳＩＢＯの人なら、さらにその症状が進行してしまうだろう。近年、「人工甘味料が腸内細菌を攪乱させる」という論文が各方面から非常に多く発表されている。最近ではダイエット飲料は赤身肉（牛・豚・羊）や加工肉と同様、大腸がんのリスクになるという論文も出てきている。

「甘くてもゼロカロリー」という〝甘言〟に惑わされることなかれ。健やかな腸のためにも、できるだけ自然由来のものを摂取するようにしたいものだ。

おなかの状態に合わせて水を選ぶ

便秘の人は水をたくさん飲め、とよくいわれる。大腸内で便が硬くなる状況を緩和・改善するためには、腸管内の水分保持が非常に重要になるからだ。

水を飲むとその刺激で腸のぜん動運動機能（ＭＭＣ）が高まり、腸への血液量も増えて自然な便通が促される。朝起きてすぐの１杯の水は「腸を目覚めさせる」スイッチにもなる。

人間の体も、人間の便も、その大半が水分でできていることを考えれば、腸の不調や便通異常の改善にも水が欠かせないのは当然といえるのだ。

今や水は買う時代となり、その種類はさまざまだ。なかでも「硬水」と「軟水」についてはよく知られている。

両者にはとくに優劣の差はないため、腸の調子がいいときは飲みやすいものを選べばいいが、おなかの調子がよくないときは少々事情が変わってくる。というのも便秘と下痢、腸の不調の症状によって「選ぶべき水」があるからだ。

結論からいうと、便秘に悩む人には便を緩める「硬水」、下痢に悩む人には刺激の少ない「軟水」が適している。

硬水にはマグネシウムなどのミネラルが多く含まれており、それゆえ浸透圧が高いため、腸内に適度な水分を引き込んでくれる。さらに便自体の吸水性も向上してやわらかくなるため、便がコロコロと硬くなりがちな便秘の人の症状改善効果が期待できる。

一方、ミネラル分が少なくて飲みやすい軟水は、体への吸収がいいうえに、胃腸に負担をかけずに老廃物の排出などに働くため、下痢気味の人の水分補給に向いている。

おなかの状態に合わせて水を選んだら、飲む量の目安は1日コップ8杯。朝昼晩の食事のときに2杯ずつ、そして朝昼の食間、昼晩の食間に1杯ずつを意識して飲む。冷たい水は胃腸に刺激が強いので、できれば常温で飲むほうがよい。

アルコールの〝兵糧攻め〟が乳酸菌を減らす

腹痛や下痢で腸の調子が悪いときにまで「お酒を飲もう」という人は少ないと思う。それでも飲むという人は、腸とは違う角度から健康について考え直したほうがいい。

アルコールの大量摂取が腸内環境に悪影響を及ぼすであろうことは、誰にでも想像がつきやすいだろう。実際にそのとおりで、IBSやSIBOの人がアルコールを飲むと、てきめんに、絵に描いたようにおなかの調子が悪くなる。アルコールが腸粘膜を直接刺激して、症状が悪化してしまうからだ。

加えて、大量のアルコールはリーキーガット症候群の発症の引き金にもなる。

本来、十二指腸から上部空腸にかけての腸粘膜は「レグスリー」と呼ばれる抗菌ペプチド（菌と戦う物質）を分泌して、有害な細菌の攻撃や侵入を防いでいる。人間の体に備わっている〝天然の抗生物質〟による生体防御システムのひとつだ。

だが飲酒でアルコールを過剰摂取すると天然の抗生物質・レグスリーが激減し、腸粘膜の防衛システムが機能不全になってしまう。つまり、酒飲みの小腸には細菌が多い。そして〝ここぞ〟とばかり有害細菌が侵入・増殖し、リーキーガット症候群になるリスクが大幅に高くなるのだ。

海外での研究では、アルコールの過剰摂取によって腸内で有用に働く乳酸菌が減少し、それがリーキーガット症候群のリスクにつながることもわかっている。

乳酸菌はほかの腸内細菌によって生成される「飽和長鎖脂肪酸（ＳＬＣＦＡ）」と呼ばれる脂肪酸をエサにして生きている。

だが大酒を飲むと、アルコールの毒性によって飽和長鎖脂肪酸をつくる腸内細菌が死んでしまう。当然、飽和長鎖脂肪酸の量も減り、それをエサにしている乳酸菌も減ってしまう、というわけだ。アルコールの〝兵糧攻め〟によって、「乳酸菌のエサの供給元」

が絶たれてしまうのである。アルコールが腸内の乳酸菌を減らしてしまう。これによってリーキーガットになるのだ。

また「飲むと、なぜか脂っこいものが食べたくなる」のは酒飲みの共通認識のようなものだが、実はこれも生理学的に理に適った反応だ。

なぜなら、脂っこいツマミに多く含まれる長鎖脂肪酸には乳酸菌の減少を抑える働きがあるからだ。お酒と一緒に脂っこいツマミを食べれば、乳酸菌が救われて腸へのダメージも軽減できる。お酒を飲むと脂っこい系フードがほしくなるのは、腸の持つ本能的な防衛反応なのかもしれない。ただ、飲酒しながら脂っぽいツマミを食べるのがメタボをはじめとする病気の源となるのはいうまでもない。大酒を飲みたくなったら腸の中の乳酸菌に思いをはせることである。

私が研修医の頃、仕事がうまくいかないでいた先輩の医師が夜の東京タワーが輝くバーでヤケ酒を飲んでいた。すると同席していた美しい看護師長が一言、「それは2流の男がすることよ」とたしなめていたのを覚えている。『一流の腸活』をするためには適量のアルコールとうまくつきあうことも大切だ。

キーワード③ 睡眠——〝腸眠〟相関

腸の不調が「眠りの不調」を招く

「睡眠の質と胃腸の状態は相関する」というのは今や常識といっていい。実際にＩＢＳ（過敏性腸症候群）やＳＩＢＯ（小腸内細菌増殖症）などの機能性消化管障害では睡眠障害を併発しているケースが非常に多いこともわかっている。「腸眠相関」とでもいうべきか、眠りと腸の腸不調は切り離せない密接な関係にあるのだ。

腸内細菌と睡眠との関係が報告されている。これまで述べてきた酪酸菌だが、酪酸には睡眠の質を高める効果があることがわかっている。酪酸が増えるような腸活をすれば、ぐっすり眠ることができる。

夜になると眠くなるのは体内時計が刻むサーカディアンリズムによるものだが、その体内時計に働きかけて自然な眠りを誘発するホルモンがある。

脳の松果体という部位から分泌されるメラトニン、別名「睡眠ホルモン」だ。そして、このメラトニンの生成を左右する要素のひとつが「腸内細菌」だと考えられている。

なぜなら、メラトニンの生成には幸せホルモンの「セロトニン」が不可欠だからだ。セロトニンは、メラトニンをつくるための「原料」なのである。

セロトニンの9割が腸の粘膜でつくられており、腸内環境によって生成状態が左右されることはすでに述べた。つまり、腸内環境が乱れているとセロトニンが少なくなり、セロトニンを原料とするメラトニンの分泌も少なくなる。

メラトニンが不足すると体内時計に狂いが生じて「夜なかなか寝つけない」「夜中に何度も目が覚める」といった睡眠の不調に陥りやすくなってしまうのだ。

さらにメラトニンの原料として欠かせないセロトニンにも「原料」となる物質がある。それが必須アミノ酸の一種である「トリプトファン」だ。

ただ、トリプトファンは人間の体内では生成することができないため、肉や魚、乳製品、大豆製品などの食品から食事として摂るしかない。

腸内細菌が正常な仕事をしてくれれば、トリプトファンからセロトニンを合成できる。セロトニンが十分に確保できれば、幸せホルモンとしての働きでストレスを軽減できるうえに、メラトニンの原料になって快眠の誘発にも貢献できる。それもこれも腸のコンディション、腸内環境にかかっている。腸が健康で正常に機能するかどうかが、睡眠の質を大きく左右するというわけだ。

腸内で腸内細菌がセロトニンをつくり、セロトニンを原料にしてメラトニンがつくられて良質な眠りが誘発される。このつながりこそ、腸内環境が「快眠」をもたらすカギであることの証明なのだ。

しっかり眠れば、腸も整う

前項で述べたように、腸の調不調は睡眠の質に少なからず影響している。そして、そこに腸眠相関ともいうべき関係があるのなら、逆もまた然り。つまり、「睡眠の質が低いと腸の調子が悪くなる」というベクトルの関係も存在する。実際に、不眠や眠りが浅い状態が続くと、腸の機能に不具合が生じる可能性が高まるのだ。

キーワード②「食事習慣」で、腸管が大きく収縮し、殺菌作用のある消化液で悪玉菌を処理する「腸のお掃除タイム＝ＭＭＣ（伝播性消化管収縮運動）」について説明した。実はこのＭＭＣ、空腹時だけでなく「睡眠中」にいちばん行われている。睡眠時こそ、腸にとっては大事な掃除やメンテナンスのコアタイムなのだ。

ＭＭＣでも発生する腸のぜん動運動は、腸管神経と自律神経の連携によってコントロールされている。とくに睡眠中は副交感神経が優位になってぜん動運動は活発になる。

ところが、眠りが浅かったり寝不足だったりすると自律神経のバランスが乱れ、睡眠中にもかかわらず交感神経のほうが優位になって腸の動きが抑制されてしまうのだ。

当然、ＭＭＣにも支障が生じて腸内のメンテナンスが不十分になり、悪玉菌が増えるなど腸内環境が悪化してしまうことになる。

ＭＭＣを正常に機能させて腸の状態を整えるために、良質な睡眠は不可欠なのだ。

●「朝の光」で快眠＆快腸スイッチをオンにする

「セロトニンとメラトニンの関係」、そこから派生する「腸と睡眠」の相関について、もうひとつ言及しておこう。

朝の太陽の光が体内時計をリセットすることはすでに述べた。実は、朝の太陽の光は、睡眠ホルモンであるメラトニン、メラトニンの原料となるセロトニン、２つのホルモンの分泌にも大きく関係していることがわかっている。

その関係性は以下のとおりだ。

①朝起きて太陽の光を浴びると、その刺激で睡眠を促していたメラトニン分泌が抑制され、眠気が晴れて脳も体も「覚醒モード」に切り替わる。

②朝日の刺激は同時に、脳内の「日中のセロトニン分泌活性化スイッチ」をオンにする。

③さらに「メラトニン分泌タイマー」を『朝日を浴びてから15時間後に再びメラトニン分泌をスタート』という予約モードにセットする。
④セロトニンがしっかり分泌され、蓄えられる。
⑤15時間たって夜になるとセットされたタイマーが作動し、日中に蓄えられたセロトニンからメラトニンがつくられて分泌が始まり、眠くなってくる――。
⑥①から⑤のプロセスが毎日ループしていく。

つまり、夜になってメラトニンを十分に分泌するには、日中に原料のセロトニンをしっかり蓄えておく必要があるということ。つまり朝から、その夜寝るための、「メラトニンの原料確保」と「メラトニンの分泌予約」をしておくわけだ。その準備はすべて、「朝の太陽の光をしっかり浴びる」ことから始まるのである。

セロトニンとメラトニンがともに活発に働くことで、良質な睡眠がもたらされる。そして、そのいい眠りが腸の調子の安定につながってくるのだ。

とくに腸の不調が気になる人は、朝起きたら、まずカーテンを開けて、朝の光を目の網膜のなかに入れる習慣をつけていただきたい。快眠・快腸ホルモンの分泌が活発になるだけでなく、気分がすっきりしてストレスが軽減し、「今日も1日がんばろう！」という前向きな気持ちになれる。

朝、さんさんと降り注ぐ太陽の日差しは、体のリズムを整えるだけでなく、深い眠りを約束し、腸も心も健やかに導く〝魔法の光〟なのである。

人はみな、眠りながらおならをしている!?

SIBOによく見られる症状に「ガスの発生」があり、下痢型のSIBOでは水素ガスが、便秘型のSIBOではメタンガスが発生しやすくなる。臭いの強いガスは硫化水素だ。

ただ、腸の調子がいい人でも、腸内細菌の発酵・分解作用によって腸内には多少のガスは生み出されている。そして健康な腸のガスの多くは、夜寝ている間に肛門から排出されている。

平たくいえば、寝ながら無意識、無自覚に「おなら」でガス抜きをしているわけだ。「私が〝寝っ屁〟なんてしているはずがない」というなかれ。気持ちもわかるが、これはちゃんとした研究によって実証されている。気流を検出する装置を眠っている人の肛門の前に設置し、夜間にどれぐらいのガスが排出されているかを測ったところ、夜間にはかなりのガスが肛門から排出されているという研究論文もあるくらいだ。

前述したように、睡眠中は副交感神経が活性化して腸のぜん動運動が促進されるため、ガス（おなら）が出やすくなる。逆にいえば、睡眠不足や浅い眠りばかりの状態では、腸の働きも鈍って十分に〝夜のガス抜き〟が行われない。そのため、腸にガスが溜まっておなかの張り（腹部膨満感）の症状が起きやすくなってしまうのだ。

睡眠中の無意識なおならは腸が働いてガスが抜けている証し、良質な睡眠を確保できている証しともいえる。健康のために必要なことで、恥ずかしいことではない。

キーワード④ 姿勢と運動

「座りっぱなし」は病の元

今般のコロナ禍で仕事の仕方は大きく変化した。なかでも在宅で仕事をするリモートワークは一気に広まった感がある。リモートも対面も一長一短で、どちらがいい悪いといえるものではない。ただ、「腸の健康」という視点からひとつ気になるのが、デスクワークの増加による「座りっぱなし」の悪影響だ。

実際、在宅勤務になってパソコンに向かうデスクワークの時間が格段に増えたというビジネスパーソンは多い。また、そもそもデスクワークが多い「座り仕事」に従事していて、コロナ禍に関係なく常に座ったままの姿勢で長時間過ごさざるを得ないというケースも少なくない。

だが、この「座りっぱなし」は腸へのデメリットが非常に多い。「1日6時間以上座っている人は大腸がんリスクが高くなり、早死にしやすい」という論文もあるほどだ。

なぜ、座りすぎが腸の健康を損なってしまうのだろうか。理由のひとつとして、「胆汁の分泌が悪くなる」ことが挙げられる。

肝臓でつくられて胆のうに蓄えられる胆汁には、小腸内で分泌されて増えすぎた悪玉菌を殺菌するという働きもある。そして座った姿勢のまま長時間動かない状態は、胆汁の分泌を低下させるのだ。

殺菌作用を持つ胆汁が不足すると悪玉菌が繁殖しやすくなり、その悪玉菌が生成する有害物質も増えて腸内環境が悪化する。これが腸の不調や疾患リスクにつながるのだ。『ランセット』という世界で権威ある医学雑誌でも、大腸がんと乳がんの10パーセントは座りっぱなしなどの不活動状態（つまり運動不足）が大きく影響していることが指摘されている。

また座りっぱなしで動かなければ筋力も低下する。前述したように腸と筋肉は「腸筋相関」の関係にあり、不活動による筋力や筋肉量の低下も腸の不調の要因になるのだ。

座りっぱなしによる疾患リスクを下げるためにも、長時間のデスクワークには注意が必要だ。仕事によって座りっぱなしでの作業が避けられないときでも、1時間に1度はイスから立ち上がって周囲を歩いたり、軽いストレッチをしたりするなどの「ブレイクタイム」をつくるように心がけたい。余裕があれば、スタンディングデスクなどのツールを活用するのもひとつの手だろう。座りっぱなしは喫煙と同じくらいのリスクがある。

なかには「座り仕事だけど、週末にジムやスポーツで運動をしているから大丈夫」と考える人もいるだろう。だが残念なことに、日々の座りっぱなしの悪影響は、まとめて運動しても相殺できないことがわかっている。とにかく毎日の座り時間を減らすしかなく、週末の運動だけでは帳消しにならないのだ。だからこそ、こまめに立ち動くことが大事になるのである。

リズム運動でセロトニンを紡ぎ出す

ストレスを軽減し、腸のぜん動運動を促進させる。しかも快眠を促すメラトニンの原料にもなる――。そんなマルチな幸せホルモン「セロトニン」のスムーズで十分な分泌は、腸の不調改善に欠くことができない。

セロトニンの分泌を促進するには、原料となるトリプトファンを食事で増やす必要があることはすでに述べたが、もうひとつ「リズム運動＝リズムにあわせて体を動かす運動」にもセロトニン分泌を促進する作用がある。しかも「愛情ホルモン・オキシトシン」も、リズム運動で分泌が活性化することがわかっている。

「リズム運動＝ダンスやエアロビクス＝無理。できない。恥ずかしい」という思考に陥ってしまう人がいるかもしれないが、ダンスだけがリズム運動ではない。例えば、

・「イチ二、イチ二」とリズムをつけてウォーキングをする。
・トントンとリズミカルに階段を上がる。
・一定のリズムやテンポを感じながら自転車をこぐ（エアロバイクもとてもよい）。
・「吸う、吐く」のリズムを意識して腹式呼吸をする。
・カラオケでリズムに乗りながら熱唱する。
・鼻歌を歌いながら家事をする。

など、簡単にできるリズム運動はいろいろある。

また「咀嚼する＝よく嚙む」ことも立派なリズム運動のひとつになる。普段の食事をしっかりと、よく嚙んで食べることでもセロトニンやオキシトシンの分泌は増える。よく嚙むことは消化にいいだけでなく、ホルモン分泌の面でも腸に好影響があるのだ。

あとは「ガムを嚙む」のもいい。アスリートが試合中にガムを嚙んでいる光景をよく見る。行儀がいいか悪いかはさておき、あれはホルモン分泌を促して適度なリラックスを得るためのメンタルコントロールの一環である（ＩＢＳの人については、キシリトールガムは高ＦＯＤＭＡＰのひとつなので注意が必要。「ガム下痢」という言葉があるくらいだ）。

大事なのは「自分にできるもの」を選ぶことだ。やったことのないダンスを急に始めて、楽しめればいいが、逆にストレスが溜まってしまうかもしれない。自分に合った、自分が楽しめるリズム運動を上手に日常生活に取り入れて、セロトニン＆オキシトシンの分泌促進に励んでいただきたい。

キーワード⑤ 癒し&リラックス

「自然のゆらぎ」で腸を癒す

都市部に住んでいる人にIBS（過敏性腸症候群）が多く見られるのは、やはり人工的なもの（光や音、感触）にばかり囲まれた生活環境の影響が大きい。自分ではとくに何も感じていなくても、第2の脳である腸は、そうした冷たく鋭角的で人工的な環境に敏感に反応し、大きなストレスを感じているのである。

私たちは、そして私たちの腸は、やはりどこかで「自然」を求めている。だから、ときどき都会を離れて緑の森のなかを歩くだけで精神的にものすごく落ち着くのである。硬質的な都会では感じ得ない自然の「ゆらぎ」に包まれるという感覚によって、ストレス過多になりがちな脳も体も、心も腸も、スーッと癒されるのだ。

人工的な規則性のない、一定のようで厳密には一定ではない、緩やかで心地よく身を任せられる「揺れ」のような自然界の動き――これを「1／fゆらぎ」《エフぶんのいち》と呼ぶ。

森や山、海など自然なかに身を置くと、そこは風がそよいだり、木漏れ日が揺れたり、波が打ち寄せたり、せせらぎが聞こえたりと「1／fゆらぎ」にあふれている。そもそも人間の生命の営み自体、心拍や呼吸、脳波など「自然のゆらぎ」のリズムに支えられている。腸のぜん動運動にしても「ゆらぎ」の営みのひとつといえるだろう。自然に身を置き、自然のゆらぎに包まれると腸が癒されるのは、至極当たり前のことなのだ。

一方、コンクリートのビルのなかで、常に一定の明るさで、エアコンの風も一定で、しょっちゅう電子音が鳴り響いている――。そんな「ゆらぎ」のない都会のオフィスのような環境では、なかなか腸も〝気が休まる〟時間がないのだ。

何となくおなかの調子がよくない。腸の不調が気になる。そんなときは人工的な環境から距離を置き、自然のゆらぎを感じる時間を持ってほしい。遠くまで足を延ばすのが難しくても、ときどきオフィスを出て、緑の残る公園を散歩するのでもかまわない。外に出て風を感じ、太陽の光を感じて、腸を癒す時間をつくりたいものだ。

それも難しければ、映像や写真などで「自然を見る」だけでもいい。実際に森に入らなくても、森を見て、視覚情報として自然を感じるだけでもストレス軽減効果があるという研究報告もある。それほど腸にとって、人間にとって、自然との接点は大切なものなのである

「ビジュアリゼーション」で心と腸を穏やかに

自然のゆらぎに身を置きたいが、そう簡単に山や海、森に出かけられないという人にぜひ実践していただきたい「ビジュアリゼーション」というテクニックがある。

この言葉には本来、直接見ることができない状況や事象を目に見える状態にする「可視化」の意味がある。

そこから転じて、心が落ち着く安心できる場所、自然のゆらぎを感じられる場所、自分が好きな場所などをイメージし、頭のなかで可視化して〝疑似体験〟する手法を指す。

まず誰にも邪魔にならない場所で、ひとりになってリラックスする。ソファやリクライニングチェアに腰かけてもいいし、ベッドにゴロンと横になってもいい。とにかく緊張のない状態に身を置く。

目を閉じて自分が行きたい場所を頭のなかに思い描き、実際にそこに身を置いているつもりになって、20から30分間、そのイメージの世界を楽しむ。

南の島のビーチに寝転がっている姿をイメージしたのなら、降り注ぐ日差しはどんな感じか、手に触れる砂の感触はどうか、打ち寄せる波音はどう聞こえるか、周囲にはどんな風景が見えているか——。こうした情景をありありと想像して心を癒していく。つまり、頭のなかで南国のビーチを訪れたつもりの〝夢想旅行〟をするわけだ。

もちろんイメージするシチュエーションはその人の自由だ。森を歩く森林浴でもいい、さわやかなプールサイドでもいい、のんびりと温泉に浸かるシーンでもいい。とにかく自分が心安らかに、リラックスできるシーンなら何でもいいのである。

そんなことが腸活に効果があるのかといぶかしむ声もありそうだが、科学的な根拠もある。実際脳でイメージするだけでも何らかの身体効果が現れることは往々にしてある。梅干しやレモンを見ただけ、食べるシーンを想像しただけで口の中に唾液が出てくるのも、まさにそうした現象だ。

実際にビジュアリゼーションは、強いストレスにさらされておなかの調子が悪くなったとき、その症状の緩和に役立つことがわかっている。癒しのイメージだけでも、腸の働きには好影響がもたらされるのだ。

「自律訓練法」で副交感神経を優位に導く

腸の働きには自律神経が深くかかわっていることは何度も説明したとおりだ。自律神経のうち「副交感神経」が優位になると、体はリラックスモードになって腸のぜん動運動や消化吸収機能が活性化する。また副交感神経が優位になると免疫力も高まり、自然で良質な睡眠がもたらされるという〝うれしいオプション効果〟もある。

図6−2　ビジュアライゼーションのイラスト

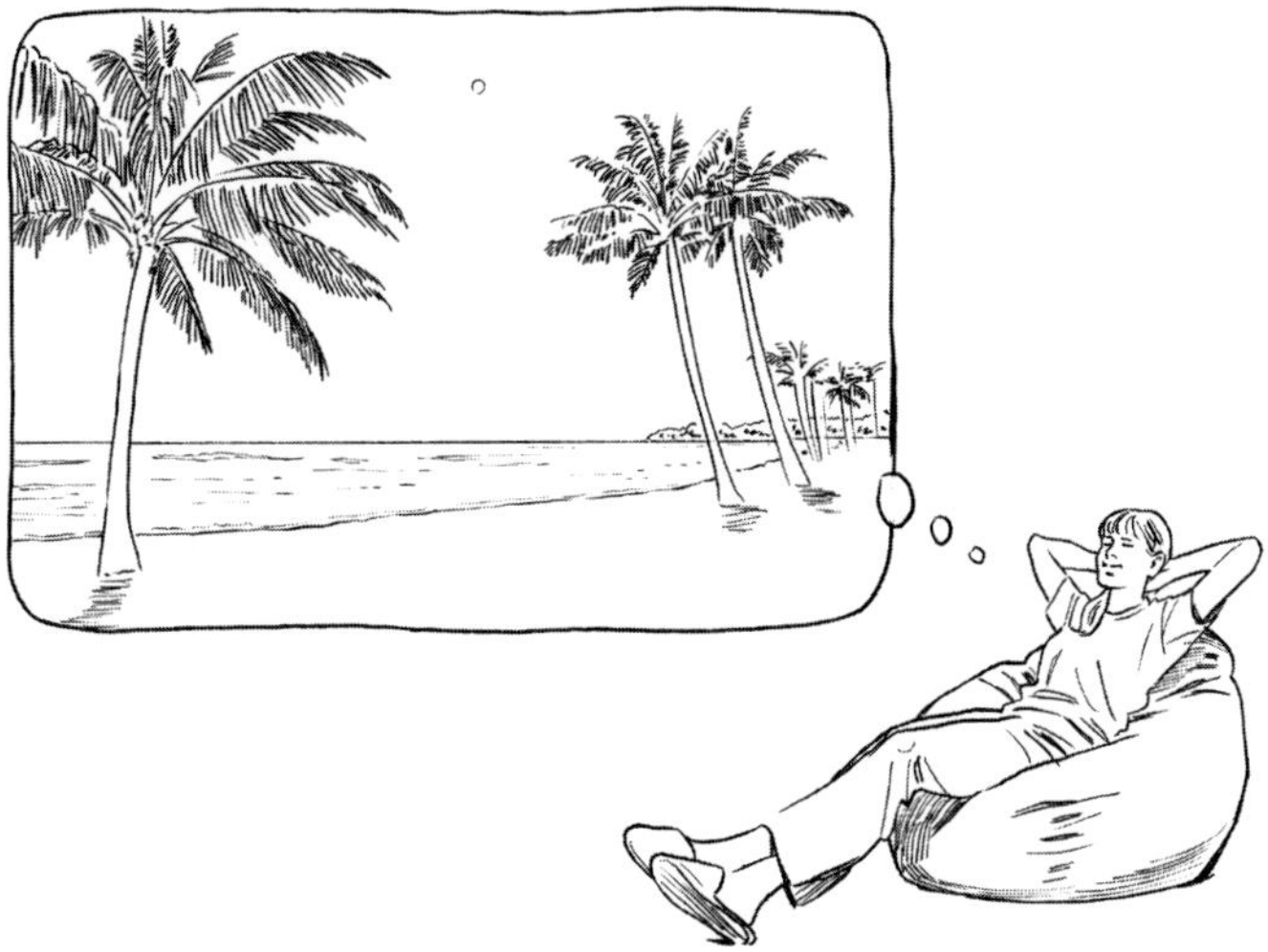

図6－3　自律訓練法のやり方

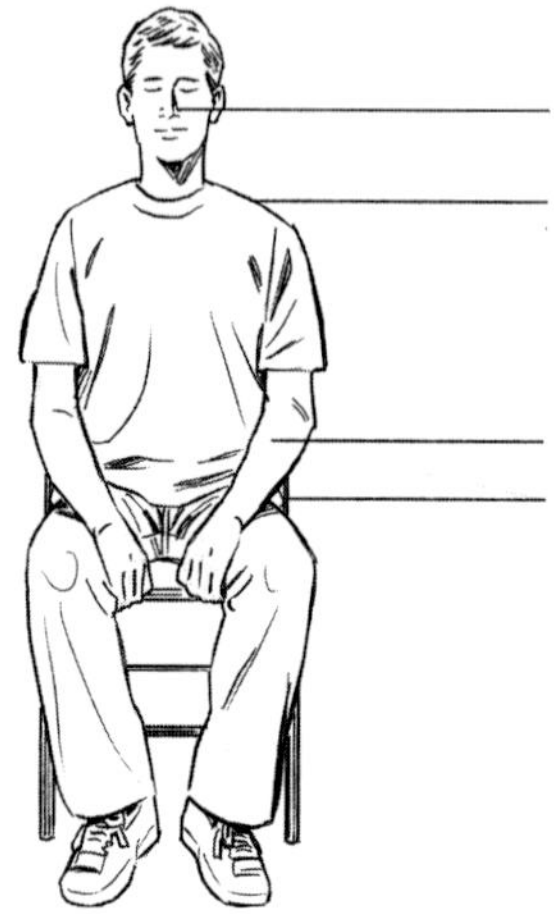
鼻から吸って口から吐く
背すじを伸ばす
両手はももの内側に
イスに深く座ってリラックス

ここで取り上げる「自律訓練法」とは、体の感覚に意識を集中することで心身をリラックスさせ、自律神経を副交感神経優位の状態に誘導しようというものだ。ヨガや座禅、近年話題のマインドフルネス瞑想などに近いアプローチと考えればわかりやすいだろう。私もクリニックでの治療の一環として自律訓練法を取り入れている。

手順は以下のとおりだ。

①イスに深く座って深呼吸する

心が落ち着く静かな場所を選び、身体を締め付けない、ゆったりとした服装で行う。

背すじを伸ばし、1・2・3・4と数えな

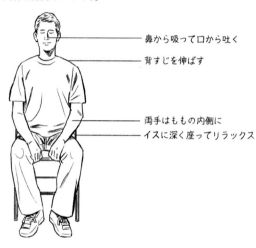

がら鼻から息を吸い、口からゆっくり吐く。

②意識を自分の手足に向けて、その重さを感じる

「利き手↓反対の手↓両足」の順に意識を向け、集中して手足の重さを感じる。息を吐くときに「重た〜い」とささやく。

③手足の温かさを感じる。

やはり「利き手↓反対の手↓両足」の順に意識を向けて集中し、手足のぬくもりを感じ取る。息を吐きながら「温か〜い」とささやく。

最初のうちは「意識を向けること」に意識が行ってしまうこともあるが、慣れてくると、自然に集中し、自然に手足の「重たさ」「温かさ」を感じ取って深くリラックスできるようになる。

この自律訓練法を行うことで副交感神経が優位に導かれ、腸の調子にも好影響がある。1日1回、寝る前に行い、それを継続するのがベストだ。ぜひ試していただきたい。

骨格と筋肉を緩める「漸進性筋弛緩法」

緊張で体がガチガチになるという経験は誰にでもあるだろう。ストレス状態に置かれると私たちの筋肉（骨格筋）は無意識のうちに硬くなってしまう。ストレスで筋肉が緊張している状態は腸のコンディションにも悪影響がある。逆に、筋肉（骨格筋）の緊張をほぐすことで、腸の調子が整ってくることもわかっている。筋肉を緩めて、ほぐして、体と心をリラックスさせることは、腸の調子を整える〝整腸テクニック〟でもあるのだ。

だが緊張で〝固まっている〟人に、「肩の力を抜け」「顔の筋肉を緩めろ」といっても、なかなかうまくできないもの。人間の筋肉は思いのほか緩めにくいのである。

そこで紹介するのが「漸進性《ぜんしんせい》筋弛緩法」だ。漸進とは、少しずつ、だんだんに進むことである。「一度、意図的に筋肉に力を入れ、それから緩める」というやり方で筋肉の緊張をほぐすリラックス法だ。

やり方は簡単だ。体の各部分（顔や肩、首、手や足など）の筋肉に思いきり力を入れて緊張させ、しばらくその状態を保った後でパッと脱力する。それだけだ。1回力を入れて、パッと緩める。すると、筋肉はただ緩めようとするよりも、より深く緩むのである。具体的には、

・顔なら、顔を中心に集めるように力を入れて、20秒したらストンと力を抜く。
・両手なら、1回ギューッと力を入れて両手を握り、ストンと力を抜く。
・両腕なら、力こぶをつくるようなポーズで1回ギューッと締め、20秒後に緩める。
・両足なら、ひざと足の裏にグッと力を入れて締め、20秒たったら力を抜く。
・肩なら、怒り肩のように力を入れて肩を上げ20秒で力を抜く。

という具合だ。大事なのは、力を入れているときの筋肉、ストンと脱力して弛緩した筋肉、両方の筋肉の状態を意識しながら行うことだ。とくに力を抜いて筋肉が弛緩していく感覚はしっかり意識したい。「あ〜、緩んでいく〜」と自分で実感できれば、リラックス効果はより高まるだろう。

慣れてくると、プレゼン前などの緊張する場面で筋肉が緩んでいく感覚を思い出せる

ようになり、仕事のパフォーマンスを上げることができる。

「愛しい、かわいい、やさしい」が腸を守る

ストレスを感じると脳の視床下部から「ＣＲＨ（副腎皮質《ふくじんひしつ》刺激ホルモン放出ホルモン）」というストレスホルモンが分泌され、そのホルモンが腸内で生み出したヒスタミンが腸粘膜を傷つける——。これが精神的なストレスで腸が不調になるという〝負の脳腸相関〟のメカニズムであることは前に述べた。

ということは「ＣＲＨ」の分泌を抑えられれば、ストレスによる腸粘膜のダメージを軽減できるという考え方も成り立つ。

問題はその方法なのだが、実は最近、ストレスホルモンＣＲＨの働きを抑制する作用があるホルモンが見つかった。その名は「オキシトシン」だ。オキシトシンには心に安らぎを与え、気持ちを前向きにする働きがある。

例えば、母親が赤ちゃんを抱っこするとき、大好きなペットと触れ合っているときなど、「愛おしい存在」や「かわいい存在」と接しているときに分泌が活発になる。

また、ほかの誰かを労わったり、親切にしたり、困っている人を助けたり、といった慈しみの感情を覚えているときにも、オキシトシンの分泌が期待できる。そのためオキシトシンは、別名「愛情ホルモン」「慈しみのホルモン」などとも呼ばれている。

そして、このオキシトシンが増えると腸を傷つけるストレスホルモンCRHの分泌が抑制され、腸の不調が楽になることが判明したのだ。つまり普段から、

・愛しい人と積極的にスキンシップをはかる。
・気を許せる親しい人たちと過ごす時間を大事にする。
・かわいい動物や子どもの動画などを見る。
・好きなものに囲まれる環境をつくる。
・常に人にやさしく、親切にする。

――こうした生活を心がけることが大切になる。「愛しい、かわいい、やさしい」は、

ストレスから腸を守る最強の整腸ワードなのだ。

愛情と慈しみの気持ちを持てば、自分もハッピーな気分になれるし、周囲との人間関係も円満になる。そのうえ、腸の調子もよくなる。まさに、「愛は腸を救う」のである。

キーワード⑥ 感情と思考の客観視

書き出せば、ストレスは軽減する

仕事や人間関係、情報過多や将来の不安など、現代社会は何かとストレスフルだ。そのうえ、近年は長引くコロナ禍の影響もあり、程度の差こそあれ、誰もが何かしらのストレスを抱えている〝一億総ストレス時代〟になっているといっていい。

私たち現代人にとって、ストレスとの向き合い方、ストレスへの耐性や解消の仕方を知ることは、腸を整えて心と体の健康を守るうえでの最重要ミッションといえよう。

日々の生活のなかで感じた不安や嫌悪、苛立ちなどの感情は、自分では忘れたつもりでも知らぬ間に心の片隅に蓄積されていく。それを放っておくと〝悪い化学反応〟を起こして心や体に悪影響を及ぼすようになる。いうならば、心の倉庫の奥に少しずつ溜まってきた〝感情の不良在庫〟が腐敗して悪臭を放ち始めるようなものだ。ＩＢＳ（過敏性腸症候群）の悪化もその悪影響の表出化のひとつといえるだろう。

こうした事態を防ぐには、抱えているネガティブ感情の在庫をこまめにチェックし、把握しておくことが大事なのだが、そのために有効とされている意外な方法がある。「紙に書き出す」ことだ。ストレスを生む目に見えない感情を、言葉にして可視化・明確化し、客観視するのである。

このアプローチはセルフディスクロージャー（自己開示）という心理学上の「認知行動療法」のひとつに該当する。そして最近では、医学的な視点からもさまざまな疾患の症状改善との関係性が注目されているのだ。

例えばアメリカの心身医学会によれば、『『ストレスを感じた経験をすべて紙に書き出す』ことで、腸の調子が向上したほか、気管支ぜんそくや慢性関節リウマチの症状も改善した」という驚きのデータも発表されている。

ペンと紙さえあればストレスを管理・解消でき、不調の改善にも役立つ――普段から〝異常なき腸の不調〟を抱えている人なら、これを試さない手はないだろう。

やり方は簡単。1日の終わり、寝る前の20分程度の時間で、「その日あったストレスを感じたこと」と「そのとき浮かんだ感情」を書き出す。例えば、

・仕事でミスして上司に怒られた。

↓オレってホント、ダメなヤツだな。上司に無能だと思われる。

といった具合だ。これで目に見えなかった感情が可視化されたことになる。これだけ。

さらに余力があるなら、それを読んで、そのときの状況と認知を客観的に検証・分析してみるといい。

・仕事でミスして上司に怒られた（嫌なエピソード）。

↓オレってホント、ダメなヤツだな。上司に無能だと思われる（自動思考）。

↓（本当だろうか？）同じミスをしたのが3度目だから怒られても仕方ないのだけれ

ど。上司も忙しそうだったな（反証）。
↓上司が怒ったのは、上司が多忙でイライラしていた面もあるのかもしれない（バランスのとれた思考）。

嫌なエピソードに遭遇し不快な感情が湧いたとき、「本当にそうだろうか？」といったん立ち止まる。「オレはダメなやつだな」というパッと頭に浮かぶ極端な思考（自動思考）をしっかりとらえ、その反証を挙げ、バランスのとれた思考を心がけてみよう。

これで理性的に向き合えていることになる。感じたストレスを「なかったこと」にはできなくても、自分の感情を整理し、自分の思考のクセ（自動思考）を自覚し、脳を落ち着かせて平常心に導くことはできる。「イライラした」「ムカついた」というネガティブ感情に決着をつけて、積もりためなくて済む。

人は誰でも陥りやすい極端な思考（自動思考）を持っている。それを自分の弁護士になったつもりで客観的な反証を挙げてみよう。その反証をもとに柔軟でバランスのとれた思考に整えていくのだ。

また、とくにストレスを感じることがなかった日は、ぜひ「その日あったよかったこと」を書き出していただきたい。例えば、

・取引先の担当者から「君に任せれば安心だ」とほめられた。
・持っていた株が、予想以上に値上がりした。
・ランチで行った定食屋さんで、小鉢を1品サービスしてもらった。　etc.

どんな些細なことでもかまわないので「3つ」書き出し、そのことに感謝する。ストレスで感じたネガティブ感情だけでなく、よかったことに焦点を当てることで、自己肯定感が高まって幸福感が高まるのだ。

「ポジティブ心理学」という学問を提唱したペンシルベニア大学心理学部教授のマーティン・E・P・セリグマン博士の研究でも「就寝前に今日あった〝いいこと〟を書き出して感謝するという作業を1週間継続すると、その後半年間、幸福度が向上して、うつなどの症状が軽減する」という結果が出ている。感謝できる心の姿勢は必ず腸にもよい効果がある。

いいこと、嫌なことに限らず、日記をつけて自分の心の状態を客観視する習慣を持つことで、心のみならず体の不調も改善する。前述したアメリカの心身医学会による発表のほかにも、日記を書くことで「腰痛が改善する」「免疫力が高まって感染症にかかりにくくなる」「血圧が下がる」といったエビデンスが数多く報告されているのだ。

本項で紹介した「感情日記」も、そうした認知行動療法のエビデンスをもとにしたアプローチだ。腸の不調に悩む人だけでなく、ストレス社会に身を置くすべての現代人におすすめしたい。

「思考のクセ」を変える3つの方法とは？

腸とメンタルの項目のなかでも少し触れたが、ＩＢＳ（過敏性腸症候群）の患者には手抜きやミスを許さない「完璧主義」や、白黒はっきりしないと気が済まない「０・

100（ゼロヒャク）思考（二極化思考）」といった思考傾向を持つ人が多い。
私にも少々こういう傾向があるのだが、真面目ゆえに少々融通が利かず、自分にも厳しいがゆえに100パーセント思い通りにいかないと落胆度合いも大きく、それが強いストレスとなって自分の腸を苦しめてしまうのだ。

やっかいなのは、多くの場合、自分の思考傾向を理解できているようで理解できていない、自覚しているようで自覚できていないことだ。そのため、ストレスがかかる状況に直面すると無意識のうちに、自動的にそうした思考をしてしまう。
何でもネガティブにとらえる思考傾向がある人は、とるに足らないような些細なミスでも自動的に「もう全部ダメだ」と考えてしまう。ひとつの薬が効かないと、まだ他の薬の選択肢はたくさんあるのに「もう一生ダメだ」と思ってしまう。こういう「自動思考」をもとに、ネガティブな「感情」が生まれ、それが腸を不調にする。

先の感情日記には、「こういうときにイライラする」「いつもこう考えがち」といった自分の思考や感情の傾向も見えてくるというメリットがある。

見えてきた極端な思考のクセや傾向を、日常生活のなかで少しずつでも意識して修正していくことで、バランスのよい思考ができるようになり、結果的にストレスの軽減・解消、ひいては腸の不調改善につながるだろう。

ここでは「いつもの思考のクセに陥りそう」「いつものように感じてしまいそう」な状況に直面したとき、その場で自分を客観視するためのテクニックをいくつか紹介する。

①自分自身を上方から見下ろす

ストレスに直面したときに「自分の意識を天井や上空に置き、そこから自分を見下ろす」イメージを持つ。つまり「今の自分を客観的に俯瞰して見る」のだ。幽体離脱したもうひとりの自分の目線で自分を見て、「おい、オレ。そんなにイライラするなよ」「そんなふうに考えなくてもいいじゃないか」と話しかけている状況をイメージする。これだけでも、自動的に発生する思考のクセや傾向に意識的にストップをかけるきっかけになる。

②心に細かい目盛りを作る

とくに勝ち負けにこだわり生真面目な完璧主義の人は、前述した「100ゼロ思考」に陥りやすい。100かゼロか、黒か白か、勝つか負けるか、といった具合である。100点満点だけを求めて自分を追い込みそうになったときに、無理やりにでも「少々できなくても、まあいいか」「70点ぐらいでも上出来じゃないか」と考えるようにする。自分で自分の心の中にもっと細かい目盛りを作ろう、ということだ。

0点と100点の間には、たくさんの目盛りがあるのである。「100パーセント失敗した」と思ったことでもよくふり返ってみると、20パーセントくらいはうまくいったこともあるはず。人生は「勝ち負け」だけで測れるものではない。ときには「負けるが勝ち」なこともあるくらいだ。

③立場を置き換えてみる

3つめは①に近い考え方だが、ストレスを感じている自分をほかの誰かと置き換えて考えてみるという方法だ。例えば自分がひどく落ち込んでいるとき、「もしそう落ち込んでいるのが○○だったら、自分はどんな言葉をかけてあげるだろうか」と考えてみるのだ。

置き換える相手は親しい友達や先輩、家族などがいい。大切な人のストレスを緩和してあげるために、自分ならどういう言葉をかけてあげるかを親身になって考える。それが、「今、ストレスを感じている自分」と客観的に向き合い、陥りがちな極端な自動思考に気づく糸口になる。

こうした方法を試みることで、少しずつ自動思考の落とし穴を回避できるようになる。

たまには自分をほめちぎる

ポジティブ・イリュージョン（前向きで肯定的な幻想）という言葉をご存知だろうか。簡単にいえば「ものごとを自分に都合よく捉えることで生じる心的状態」を指す。

「自分に都合よく」などといわれると、自意識過剰とか、自分勝手、自信家といったイメージが浮かび、あまりいい印象を持たないかもしれない。

だが、ポジティブ・イリュージョンとは直訳すると、「前向きな幻想」だ。そこには、何か問題が発生したときに、根拠などなくても「大丈夫、なんとかなる」「きっとうまくいく」と考えられる「楽観性」とか「ポジティブ思考」という意味合いがある。根拠がなくてもそう思えるから「イリュージョン（幻想）」なのだ。

実は、「自分はこの程度」「これが自分の実力」など、正確に自己評価できる人ほど落ち込んだりうつになったりしやすい。正確すぎる自己評価は心に毒なのだ。人は誰もが「自分はすごくデキる」「自分は有能」などとひそかに思っていることが多い。そして、幸福で健康な人ほどこのポジティブ・イリュージョンが高いという報告がある。

度を越した自信過剰や実情がまったく伴わない激高な自己評価は問題だが、ポジティブ・イリュージョンによる「そこそこ高めの自己評価」は、心身の健康を保つために重要なのである。

人を貶したり見下したりしてはいけないが、自分をほめて高める分には罪がない。それどころか心の健康効果が得られる。ならば、たまには自分を高く評価して、自分で自分をほめちぎってあげようではないか。それは自分への自信にもつながる。

人間、謙遜ばかりが美徳ではない。自分の心と、それにつながる自分の体を守るためにも、現代人はもう少し自分のことを高く見積もってほめてあげてもよいのだ。

夜寝る前の時間帯は健康にとって非常に重要な〝聖なる時間〟であることがわかっている。この時間は「うっとりタイム」として自分をほめる時間にしてみよう。決して自分を責めて反省はしないこと。こうすることが、腸の調子を整えてくれるだろう。

あとがき　～若返りの元は腸にあった！～　～人生のカギを握るのは腸～

「どうしてだろう⁉」

ここまで述べた腸活を行って腸の調子がよくなると、女性は美しくなる。男性は身にまとうオーラが変わって、やる気が出てくる。

初診の時には顔色が青白く、心のエネルギーが明らかに落ちていた患者の、見た目が変わり、付き合う人の種類が変わり、収入も増える。

自信が生まれ、素敵な恋も成就し、仕事もうまくいくようになってくる……。

「腸」が整ってくると、こういった「善循環」が生まれる。

私は毎日、お腹の不調を抱え全国から訪れる患者さんを診療している消化器内科医。

日常生活を障害している腸の不調を改善させることに生きがいを感じている。

「なぜ、腸が整うと、患者さんはこんなにいきいきと生まれ変わるんだろう?」

研修医のころから、ずっとこういった臨床的疑問をもっていた。


実は、だれもが望む健康と若返りの根源は「腸」にあったからだった。

最近の研究のめざましい発展により、非常に興味深いことがたくさんわかってきた。

最後にその2つを紹介し、あとがきにかえたいと思う。

腸の中の環境が、その人の「人生」を予測しうる

最近、「持っている腸内細菌叢のパターンによってその人の10年後の寿命が予想できる」という研究まで報告されてきた。これによると、日本のマスコミでは「ヤセ菌」などともてはやされてきた「バクテロイデス」という種類の腸内細菌が多い人は、逆に短命であることがわかってきた(Wilmanski T,et al. Nat Metab 2021,3:274-286.)。

また、腸内に、悪玉菌（腸内細菌科（エンテロバクリア　ファミリー））の腸内細菌を多く持った人は、15年以内の死亡率が高いこと、それも、消化管や呼吸器の病気やがんで死亡するリスクが高いことまでわかってきた（Salosensaari A,et al.Nat Commun 2021,12:2671.）。

まさに、腸の中に棲む腸内細菌はヒトの人生を決める重要な「カギ」であることがわかる事実だ。

「腸内細菌」が若返りのもと、ＮＡＤを作り出す！

話題の「ＮＡＤ（エヌエイディー）」という物質をもとに、腸が若返りに重要であるメカニズムを説明する。

ヒトが歳をとってくると、脳、筋肉、肝臓、脂肪などのさまざまな組織で、次第にＮＡＤという栄養素が低下してくる。皮膚のＮＡＤも年齢とともに作られなくなり、大幅に低下し、肌の老化の原因になる。ＮＡＤが少なくなってくると、全身の老化が進行するのだ。ＮＡＤそのものを服用しても細胞膜を通過しないので意味がない。そこで、ＮＡＤの前駆体である、ＮＭＮ（エヌエムエヌ）を飲むと、ＮＭＮはきちんと細胞の中へ入ることができ、細胞の中でＮＡＤに変わってくれ、ＮＡＤを増やすことができる。ＮＡＤの前駆体であるＮＭＮを服用させることにより、加齢に伴うＮＡＤの低下を防止することができ、糖尿病やアルツハイマー病などの加齢関連の病気の改善に有効なことが動物実験を中心に報告されている。実際、ＮＡＤはＤＮＡについた傷の回復を促進し、神経細胞の老化を改善させ、マウスの寿命を延長させることが報告されている。現在、ヒトにおける臨床試験が世界中で行われており、健常人では副作用もなく安全性が高いことから、ワシントン大学の今井慎一郎教授らはヒトにおいてさらなる臨床試験を実施し、その有効性を、一流誌「サイエンス」に論文として報告している（Yoshino M, et al. Science 2021,372:1224-1229.）。

健康意識が高い読者は、ＮＡＤを飲んでいるという人も多いだろう。ＮＭＮは、ブロッコリーや枝豆にも含まれているものの、きわめて微量であるため、ＮＭＮはサプリメント化され、ＮＭＮのサプリメントを飲んでいる人が増えている。ホリエモンなどの著名人や健康情報に敏感な人に多い印象だ。このように、NADは、アンチエイジング医学（抗加齢医学）の領域でも非常に脚光を浴びている。

善玉菌の腸内細菌が、若返りのもとを作り出している

最近、究極の次世代善玉菌と呼ばれる「アッカーマンシア　ムシニフィラ」という腸内細菌が、ニコチンアミド（NAM）という物質を腸内で作っていることがわかった。ニコチンアミドは、体内で代謝され、NMNとなり、最終的には、NADになってくれる。したがって、「アッカーマンシア　ムシニフィラ」という腸内細菌は、若返りの栄養素であるNADを腸の中で増やしていることになる（Blacher E, et al. Nature 2019, 572:474-480.）。この腸内細菌、アッカーマンシア　ムシニフィラは、「ブルーゾーン（世界の5つの長寿地域）」のひとつ、沖縄県大宜味村の長寿者の腸内フローラに多い腸内細菌である。

さらに、〝車椅子の天才〟と呼ばれたホーキング博士がかかっていた「筋萎縮性側索硬化症（ALS）」という神経変性病の患者では、このアッカーマンシア　ムシニフィ

ラが作り出しているニコチンアミドが血液や脳脊髄液中で不足している。ニコチンアミドは神経保護作用があるため、アッカーマンシア　ムシニフィラという腸内細菌が筋萎縮性側索硬化症の改善作用があると考えられているのだ。つまり腸を整えることは、神経難病をも改善させる可能性があるということだ。

アッカーマンシア　ムシニフィラを増やすものこそ、日本人がよく飲んでいる緑茶の中に含まれている「エピガロカテキンガレート」やクランベリーに含まれる「ポリフェノール類」である。

以上、紹介した2つの例からもわかるとおり、腸は人類にとってきわめて大きな可能性をもった臓器と言える。

さぁ、行こう。

この「超一流の腸活術」を実行し、誰もが、かけがえのない自分らしさを大切に生きることのできる未来へ。

あなたとともに。

医学博士　江田証

参考文献リスト

- Furusawa, Yukihiro, et al. "Commensal microbe-derived butyrate induces the differentiation of colonic regulatory T cells." *Nature* 504.7480 (2013): 446-450.
- Zuo, Tao, et al. "Alterations in gut microbiota of patients with COVID-19 during time of hospitalization." *Gastroenterology* 159.3 (2020): 944-955.
- d'Ettorre, Gabriella, et al. "Challenges in the management of SARS-CoV2 infection: the role of oral bacteriotherapy as complementary therapeutic strategy to avoid the progression of COVID-19." *Frontiers in medicine* 7 (2020): 389.
- Zhang, Fen, et al. "Prolonged impairment of short-chain fatty acid and L-isoleucine biosynthesis in gut microbiome in patients with COVID-19." *Gastroenterology* (2021).
- Huang, Xinyi, et al. "Butyrate Alleviates Cytokine-Induced Barrier Dysfunction by Modifying Claudin-2 Levels." *Biology* 10.3 (2021): 205.
- Lewis, Stephen. "Response to the Article: McFarland LV. Meta-Analysis of Probiotics for the Prevention of Antibiotic-Associated Diarrhea and the Treatment of: Clostridium difficile: Disease. Am J Gastroenterol 2006; 101: 812–22." *Official journal of the American College of Gastroenterology| ACG* 102.1 (2007): 201-202.
- Cook, Laura, et al. "Suppressive and Gut-Reparative Functions of Human Type 1 T Regulatory Cells." *Gastroenterology* 157.6 (2019): 1584-1598.
- Sasaki, Kengo, et al. "Construction of a model culture system of human colonic microbiota to detect decreased Lachnospiraceae abundance and butyrogenesis in the feces of ulcerative colitis patients." *Biotechnology journal* 14.5 (2019): 1800555.
- Jia, Lingling, et al. "Clostridium butyricum CGMCC0313. 1 protects against autoimmune diabetes by modulating intestinal

immune homeostasis and inducing pancreatic regulatory T cells." *Frontiers in immunology* 8 (2017): 1345.
- Schulthess, Julie, et al. "The short chain fatty acid butyrate imprints an antimicrobial program in macrophages." *Immunity* 50.2 (2019): 432-445.
- Trompette, Aurélien, et al. "Dietary fiber confers protection against flu by shaping Ly6c − patrolling monocyte hematopoiesis and CD8+ T cell metabolism." *Immunity* 48.5 (2018): 992-1005.
- Isobe, Junya, et al. "Commensal-bacteria-derived butyrate promotes the T-cell-independent IgA response in the colon." *International immunology* 32.4 (2020): 243-258.
- Chen, Danfeng, et al. "Clostridium butyricum, a butyrate-producing probiotic, inhibits intestinal tumor development through modulating Wnt signaling and gut microbiota." *Cancer letters* 469 (2020): 456-467.
- Nomura, Motoo, et al. "Association of short-chain fatty acids in the gut microbiome with clinical response to treatment with nivolumab or pembrolizumab in patients with solid cancer tumors." *JAMA network open* 3.4 (2020): e202895-e202895.
- Tomita, Yusuke, et al. "Association of probiotic Clostridium butyricum therapy with survival and response to immune checkpoint blockade in patients with lung cancer." *Cancer immunology research* 8.10 (2020): 1236-1242.
- Atarashi, Koji, et al. "T reg induction by a rationally selected mixture of Clostridia strains from the human microbiota." *Nature* 500.7461 (2013): 232-236.
- Patterson, Angela M., et al. "Human gut symbiont Roseburia hominis promotes and regulates innate immunity." *Frontiers in immunology* 8 (2017): 1166.
- Walsh, Michael E., et al. "The histone deacetylase inhibitor butyrate improves metabolism and reduces muscle atrophy during aging." Aging cell 14.6 (2015): 957-970.

· Watanabe, Shaw, and Kazumoto Inuma. “Low COVID-19 infection and mortality in rice eating countries.” *Scholarly Journal of Food and Nutrition* 3 (2020): 326-8.
· Su, Grace L., et al. “AGA clinical practice guidelines on the role of probiotics in the management of gastrointestinal disorders.” *Gastroenterology* 159.2 (2020): 697-705.
· Rao, Satish SC, et al. "Brain fogginess, gas and bloating: a link between SIBO, probiotics and metabolic acidosis." *Clinical and translational gastroenterology* 9.6 (2018): 162.
· Vanuytsel, Tim, et al. “Psychological stress and corticotropin-releasing hormone increase intestinal permeability in humans by a mast cell-dependent mechanism.” *Gut* 63.8 (2014): 1293-1299.
· Shen, Le, et al. "Tight junction pore and leak pathways: a dynamic duo." *Annual review of physiology* 73 (2011): 283-309.
· Kawano, Yoshinaga, et al. “Colonic pro-inflammatory macrophages cause insulin resistance in an intestinal Ccl2/Ccr2-dependent manner.” *Cell metabolism* 24.2 (2016): 295-310.
· Sato, Junko, et al. "Gut dysbiosis and detection of “live gut bacteria” in blood of Japanese patients with type 2 diabetes." *Diabetes care* 37.8 (2014): 2343-2350.
· Qin, Junjie, et al. “A metagenome-wide association study of gut microbiota in type 2 diabetes.” *Nature* 490.7418 (2012): 55-60.
· Karlsson, Fredrik H., et al. “Gut metagenome in European women with normal, impaired and diabetic glucose control.” *Nature* 498.7452 (2013): 99-103.
· Caesar, Robert. "Pharmacologic and nonpharmacologic therapies for the gut microbiota in type 2 diabetes." *Canadian journal of diabetes* 43.3 (2019): 224-231.
· Song, Mingyang, and Andrew T. Chan. “Environmental factors, gut microbiota, and colorectal cancer prevention.” *Clinical Gastroenterology and Hepatology* 17.2 (2019): 275-289.
· Komiya, Yasuhiko, et al. "Patients with colorectal cancer have

identical strains of Fusobacterium nucleatum in their colorectal cancer and oral cavity." *Gut* 68.7 (2019): 1335-1337.
- Mishima, Eikan, et al. "Evaluation of the impact of gut microbiota on uremic solute accumulation by a CE-TOFMS–based metabolomics approach." *Kidney international* 92.3 (2017): 634-645.
- Strid, Hans, et al. "Patients with chronic renal failure have abnormal small intestinal motility and a high prevalence of small intestinal bacterial overgrowth." *Digestion* 67.3 (2003): 129-137.
- Hsiao, Elaine Y., et al. "Microbiota modulate behavioral and physiological abnormalities associated with neurodevelopmental disorders." *Cell* 155.7 (2013): 1451-1463.
- Pendyala, Swaroop, Jeanne M. Walker, and Peter R. Holt. "A high-fat diet is associated with endotoxemia that originates from the gut." *Gastroenterology* 142.5 (2012): 1100-1101.
- Nishijima, Suguru, et al. "The gut microbiome of healthy Japanese and its microbial and functional uniqueness." *DNA Research* 23.2 (2016): 125-133.
- Naito, Yuji, et al. "Gut microbiota differences in elderly subjects between rural city Kyotango and urban city Kyoto: an age-gender-matched study." *Journal of clinical biochemistry and nutrition* (2019): 19-26.
- Takagi, Tomohisa, et al. "Differences in gut microbiota associated with age, sex, and stool consistency in healthy Japanese subjects." *Journal of gastroenterology* 54.1 (2019): 53-63.
- Halmos, Emma P., et al. "A diet low in FODMAPs reduces symptoms of irritable bowel syndrome." *Gastroenterology* 146.1 (2014): 67-75.
- Tana, C., et al. "Altered profiles of intestinal microbiota and organic acids may be the origin of symptoms in irritable bowel syndrome." *Neurogastroenterology & Motility* 22.5 (2010): 512
- Farmer, Adam D., et al. "Caecal pH is a biomarker of excessive colonic fermentation." *World Journal of Gastroenterology: WJG* 20.17 (2014): 5000.

· Lin, Henry C. "Small intestinal bacterial overgrowth: a framework for understanding irritable bowel syndrome." *Jama* 292.7 (2004): 852-858.
· Rezaie, Ali, et al. "Hydrogen and methane-based breath testing in gastrointestinal disorders: the North American Consensus." *The American journal of gastroenterology* 112.5 (2017): 775.
· Sachdev, Amit H., and Mark Pimentel. "Gastrointestinal bacterial overgrowth: pathogenesis and clinical significance." *Therapeutic advances in chronic disease* 4.5 (2013): 223-231.
· Mathur, Ruchi, et al. "Metabolic effects of eradicating breath methane using antibiotics in prediabetic subjects with obesity." *Obesity* 24.3 (2016): 576-582
· Basseri, Robert J., et al. "Intestinal methane production in obese individuals is associated with a higher body mass index." *Gastroenterology & hepatology* 8.1 (2012): 22.
· Dogan, Serkan, Mehmet Celikbilek, and Kadri Guven. "High fructose consumption can induce endotoxemia." *Gastroenterology* 143.3 (2012): e29.
· Chen, Peng, et al. "Supplementation of saturated long-chain fatty acids maintains intestinal eubiosis and reduces ethanol-induced liver injury in mice." *Gastroenterology* 148.1 (2015): 203-214.
· Yan, Arthur W., et al. "Enteric dysbiosis associated with a mouse model of alcoholic liver disease." *Hepatology* 53.1 (2011): 96-105.
· Arimatsu, Kei, et al. "Oral pathobiont induces systemic inflammation and metabolic changes associated with alteration of gut microbiota." *Scientific reports* 4 (2014): 4828.
· Sato, Keisuke, et al. "Aggravation of collagen-induced arthritis by orally administered Porphyromonas gingivalis through modulation of the gut microbiota and gut immune system." *Scientific reports* 7.1 (2017): 1-13.
· Chen, Binrui, et al. "Prevalence and predictors of small intestinal

bacterial overgrowth in irritable bowel syndrome: a systematic review and meta-analysis." *Journal of gastroenterology* 53.7 (2018): 807-818.
・Gatta, L., et al. "Systematic review with meta - analysis: rifaximin is effective and safe for the treatment of small intestine bacterial overgrowth." *Alimentary pharmacology & therapeutics* 45.5 (2017): 604-616.
・Pimentel, Mark, Evelyn J. Chow, and Henry C. Lin. "Normalization of lactulose breath testing correlates with symptom improvement in irritable bowel syndrome: a double-blind, randomized, placebo-controlled study." *The American journal of gastroenterology* 98.2 (2003): 412-419.
・Pimentel, Mark, Evelyn J. Chow, and Henry C. Lin. "Eradication of small intestinal bacterial overgrowth reduces symptoms of irritable bowel syndrome." *The American journal of gastroenterology* 95.12 (2000): 3503-3506.
・Foster, Jane A. "Gut feelings: bacteria and the brain." *Cerebrum: the Dana forum on brain science.* Vol. 2013. Dana Foundation, 2013.
・Ghoshal, Uday C., and Deepakshi Srivastava. "Irritable bowel syndrome and small intestinal bacterial overgrowth: meaningful association or unnecessary hype." *World Journal of Gastroenterology: WJG* 20.10 (2014): 2482.
・Varjú, Péter, et al. "Low fermentable oligosaccharides, disaccharides, monosaccharides and polyols (FODMAP) diet improves symptoms in adults suffering from irritable bowel syndrome (IBS) compared to standard IBS diet: A meta-analysis of clinical studies." *PLoS One* 12.8 (2017).
・O'Keeffe, M., et al. "Long - term impact of the low - FODMAP diet on gastrointestinal symptoms, dietary intake, patient acceptability, and healthcare utilization in irritable bowel syndrome." *Neurogastroenterology & Motility* (2017).

· Vincenzi, Massimo, et al. "Effects of a low FODMAP diet and specific carbohydrate diet on symptoms and nutritional adequacy of patients with irritable bowel syndrome: Preliminary results of a single-blinded randomized trial." *Journal of Translational Internal Medicine* 5.2 (2017): 120-126.
· Khan, Muhammad Ali, et al. "Low-FODMAP diet for irritable bowel syndrome: is it ready for prime time?" *Digestive diseases and sciences* 60.5 (2015): 1169-1177.
· Mazzawi, Tarek, et al. "Dietary guidance normalizes large intestinal endocrine cell densities in patients with irritable bowel syndrome." *European journal of clinical nutrition* 70.2 (2016): 175.
· El-Salhy, Magdy, et al. "Low densities of serotonin and peptide YY cells in the colon of patients with irritable bowel syndrome." *Digestive diseases and sciences* 57.4 (2012): 873-878.
· Gibson, Peter R. "Use of the low - FODMAP diet in inflammatory bowel disease." *Journal of gastroenterology and hepatology* 32.S1 (2017): 40-42.
· Pedersen, Natalia, et al. "Low-FODMAP diet reduces irritable bowel symptoms in patients with inflammatory bowel disease." *World journal of gastroenterology* 23.18 (2017): 3356.
· Ford, Alexander C., et al. "Small intestinal bacterial overgrowth in irritable bowel syndrome: systematic review and meta-analysis." *Clinical Gastroenterology and Hepatology* 7.12 (2009): 1279-1286.
· Odenwald, Matthew A., and Jerrold R. Turner. "Intestinal permeability defects: is it time to treat? *Clinical Gastroenterology and hepatology* 11.9 (2013): 1075-1083.
· Imajo, Kento, et al. "Hyperresponsivity to low-dose endotoxin during progression to nonalcoholic steatohepatitis is regulated by leptin-mediated signaling." *Cell metabolism* 16.1 (2012): 44-54.
· De Filippis, Francesca, et al. "High-level adherence to a Mediterranean diet beneficially impacts the gut microbiota and associated metabolome." *Gut* 65.11 (2016): 1812-1821.

・Hartstra, Annick V., et al. “Insights into the role of the microbiome in obesity and type 2 diabetes.” *Diabetes care* 38.1 (2015): 159-165.
・Cani, P. D., and W. M. de Vos. “Next-generation beneficial microbes: the case of Akkermansia muciniphila. Front Microbiol 8: 1765.” (2017).
・JanssenDuijghuijsen, Lonneke M., et al. “Endurance exercise increases intestinal uptake of the peanut allergen Ara h 6 after peanut consumption in humans.” *Nutrients* 9.1 (2017): 84.
・Yazici, Cemal, et al. “Race-dependent association of sulfidogenic bacteria with colorectal cancer.” *Gut* 66.11 (2017): 1983-1994.
・Kostic, Aleksandar D., et al. “Fusobacterium nucleatum potentiates intestinal tumorigenesis and modulates the tumor-immune microenvironment.” *Cell host & microbe* 14.2 (2013): 207-215.
・Sung, Hea Jung, et al. “Small intestinal bacterial overgrowth diagnosed by glucose hydrogen breath test in post-cholecystectomy patients.” *Journal of neurogastroenterology and motility* 21.4 (2015): 545.
・Bauer, Tilman M., et al. “Small intestinal bacterial overgrowth in patients with cirrhosis: prevalence and relation with spontaneous bacterial peritonitis.” *The American journal of gastroenterology* 96.10 (2001): 2962.
・Ojetti, VERONICA., et al. “Small bowel bacterial overgrowth and type 1 diabetes.” *Eur Rev Med Pharmacol Sci* 13.6 (2009): 419-423.
・Cesario, Valentina, et al. "Methane intestinal production and poor metabolic control in type I diabetes complicated by autonomic neuropathy." *Minerva endocrinologica* 39.3 (2014): 201-207.
・Henriksson, A. E., et al. “Small intestinal bacterial overgrowth in patients with rheumatoid arthritis.” *Annals of the rheumatic diseases* 52.7 (1993): 503-510.
・Roland, Bani Chander, et al. “Low ileocecal valve pressure is significantly associated with small intestinal bacterial overgrowth (SIBO).” *Digestive diseases and sciences* 59.6 (2014): 1269-1277.

・Gasbarrini, et al. "Clinical predictors of small intestinal bacterial overgrowth by duodenal aspirate culture." *Alimentary pharmacology & therapeutics* 33.12 (2011): 1378-1379.
・Costa, Michelle Bafutto Gomes, et al. "Evaluation of small intestine bacterial overgrowth in patients with functional dyspepsia through H2 breath test." *Arquivos de gastroenterologia* 49.4 (2012): 279-283.
・Kato, Takayuki, et al. "Lubiprostone improves intestinal permeability in humans, a novel therapy for the leaky gut: A prospective randomized pilot study in healthy volunteers." *PloS one* 12.4 (2017): e01756
・Costa, R. J. S., et al. "Systematic review: exercise - induced gastrointestinal syndrome—implications for health and intestinal disease." *Alimentary pharmacology & therapeutics* 46.3 (2017): 246-265.
・Lis, Dana M. "Exit Gluten-Free and Enter Low FODMAPs: a novel dietary strategy to reduce gastrointestinal symptoms in athletes." *Sports Medicine* 49.1 (2019): 87-97.
・Brown, Christopher T., et al. "Gut microbiome metagenomics analysis suggests a functional model for the development of autoimmunity for type 1 diabetes." *PloS one* 6.10 (2011)
・Bello, Maria G. Dominguez, et al. "Preserving microbial diversity." *Science* 362.6410 (2018): 33-34.
・Yoshimoto, Shin, et al. "Enriched metabolites that potentially promote age-associated diseases in subjects with an elderly-type gut microbiota." *Gut microbes* 13.1 (2021): 1-11.
・Sato, Yuko, et al. "Novel bile acid biosynthetic pathways are enriched in the microbiome of centenarians." *Nature* 599.7885 (2021): 458-464.
・Depommier, Clara, et al. "Supplementation with Akkermansia muciniphila in overweight and obese human volunteers: a proof-of-concept exploratory study." *Nature medicine* 25.7 (2019): 1096-1103.

・Barcena, Clea, et al. "Healthspan and lifespan extension by fecal microbiota transplantation into progeroid mice." *Nature medicine* 25.8 (2019): 1234-1242.
・Salosensaari, Aaro, et al. "Taxonomic signatures of cause-specific mortality risk in human gut microbiome." *Nature communications* 12.1 (2021): 1-8.
・Wilmanski, Tomasz, et al. "Gut microbiome pattern reflects healthy ageing and predicts survival in humans." *Nature metabolism* 3.2 (2021): 274-286.
・光岡知足：腸内菌の世界（光岡知足編）、叢文社、1980.
・山下智也：腸内細菌と動脈硬化．成人病と生活習慣病 2015;45:1523-1529.
・渡邉邦友：臨床微生物学のための新しい細菌分類体系．日本臨床微生物学雑誌 2014; 24：99-113.
・人間生活文化研究 Int J Hum Cult Stud. No. 29 2019.
・安田剛士：京丹後地域における高齢者の身体機能と腸内フローラ．日本抗加齢医学会総会プログラム抄録集　21 回 207(2021.06).
・寺井岳三ら：放屁モニター―消化管活動の指標としてのおなら―、においと健康 2005;36: 275-279.

江田 証（えだ・あかし）
医学博士。江田クリニック院長。
自治医科大学大学院卒。日本消化器病学会奨励賞授賞。米国消化器病学会（AGA）インターナショナルメンバーを務める。日本消化器病学会専門医。日本消化器内視鏡学会専門医。毎日、最新の治療法を求めて国内外から来院する、おなかの不調をかかえた患者を胃内視鏡、大腸内視鏡で診察し、改善させることを生きがいにしている。「世界一受けたい授業」（日本テレビ）などテレビやラジオ、雑誌などに多数出演。著書に16万部を超え、海外でも翻訳されたベストセラー、『新しい腸の教科書』（池田書店）のほか、『腸のトリセツ』（学研プラス）、『小腸を強くすれば病気にならない 今、日本人に忍び寄る「SIBO」（小腸内細菌増殖症）から身を守れ！』（インプレス）など多数。著書累計は88万部を突破し、そのうち5冊が中国や台湾、韓国など海外で翻訳されている。

カバーデザイン	小口翔平＋奈良岡菜摘（tobufune）
本文デザイン	二ノ宮 匡（nixinc）
イラスト	竹田 嘉文
DTP	阪口 雅巳（エヴリ・シンク）
校正	一條 正人
レシピ考案	阪下 千恵（料理研究家・栄養士）
撮影	武井 メグミ
スタイリング	浜田 恵子
撮影協力	UTUWA
編集協力	柳沢敬法
編集担当	田中 陽菜

超一流《ちょういちりゅう》の腸活術《ちょうかつじゅつ》
最高《さいこう》のパフォーマンスを生《う》み出《だ》すための食事法《しょくじほう》と習慣《しゅうかん》

2023年 4月 6日　初版発行

著者／江田《えだ》 証《あかし》

発行者／山下　直久

発行／株式会社KADOKAWA
〒102-8177　東京都千代田区富士見2-13-3
電話　0570-002-301（ナビダイヤル）

印刷所／凸版印刷株式会社

●お問い合わせ
https://www.kadokawa.co.jp/（「お問い合わせ」へお進みください）
※内容によっては、お答えできない場合があります。
※サポートは日本国内のみとさせていただきます。
※Japanese text only

定価はカバーに表示してあります。

ISBN 978-4-04-606069-3　C0030